新装
# 瞑想バイブル

マドンナ・ゴーディング 著
鈴木 宏子 訳

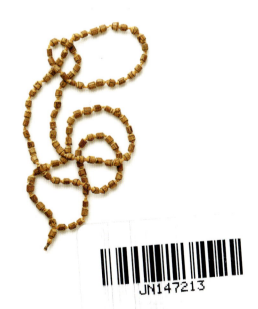

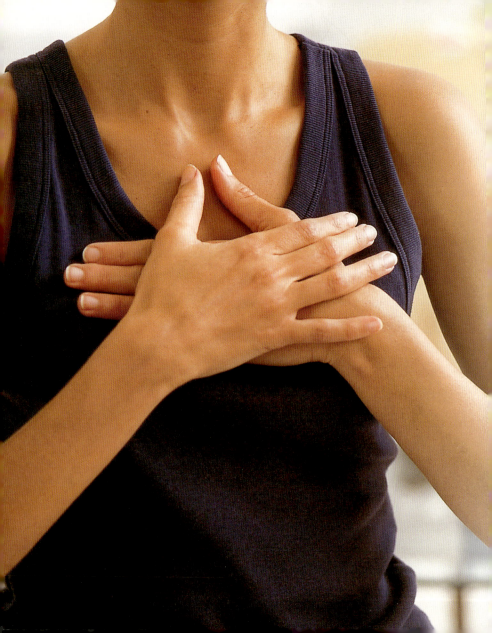

# THE
# MEDITATION BIBLE

# 目次

## Part 1：瞑想を始める前に ...... 6
### はじめに ...... 8
### 瞑想とは ...... 12
### 瞑想をするわけ ...... 18
### 準備 ...... 22
瞑想前のストレッチ／ヨーガ／死体のポーズ
### 必要なもの ...... 26
### 続けるということ ...... 30
### 神聖な空間 ...... 32
### 瞑想の姿勢 ...... 36

## Part 2：瞑想のための手引き ...... 40
### 手引きの使い方 ...... 42
### 落ちつきとセンタリング ...... 46
呼吸を見つめる／思考という雲／広い心／散漫な心／9セットの呼吸／踊る炎／水の流れ／心は今どこに／真言／グレゴリオ聖歌／ヒマラヤのシンギングボウル／星を見つめる／感情的な思考／母なる地球／1日にあいさつを／チベットの夕日／花のパワー／センタリングの祈り／地球に平和を／感情の嵐

### 心を配る生き方 ...... 90
半分入ったコップ／モンキーマインド／今考えていること／体を忘れずに／決めつける態度／秋の葉／進んで耳を傾ける／おいしい瞑想／熟したフルーツ／

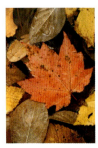

鼓動の中に／感情に心を配る／皿洗い／ショッピング／思いやりある消費／今だけ／1度に1つ／その目に映るもの／メディアモニター／宇宙遊泳／人生は短い

## ボディ・マインド・スピリットを癒す .................................................................... 134
浄化の炎／49日／スイートドリーム／タッピング／悪魔を満足させる／対極を抱く／甘露の滝／ボディスキャン／マンダラを描く／大木の瞑想／発声によるヒーリング／スムーズな出産／4つの力／詫び状を書く／シャヴアーサナ／手術／内笑瞑想／タラ1／タラ2／タラ3／心の栄養／がまん強さ／インナーチャイルド／最高の親／ケアをする人に／ヨーニ／手を離して前進する／幸運を祝う／スピリットが魂を癒す／小周天法

## 体を動かす .................................................................... 198
迷路／ランナーの瞑想／草取り／歩く禅／ダンストランス／ダルウィーシュの旋回舞踏／太陽礼拝／悟りのスイミング／大掃除／トレッドミル

## 愛と思いやり .................................................................... 222
自分のためのトングレン／相手のためのトングレン／ネガティブな環境のためのトングレン／親切に応える／許し／四無量心／生きものを救う／自分自身を愛する／無条件の愛／兄弟姉妹／平和は私から／ハートチャクラ／母親と父親／恐れと愛／ハートを広げる／誰もが幸せになりたい／誰もが苦しみを避けたい／3つの箱／愛情／ホームレス／たがいに結びついていること／奉仕の気持ち／愛と執着／無限の愛／菩薩の誓願

## 問題解決 .................................................................... 276
ピンチはチャンス／手放しても大丈夫／確実な道／歩く解決法／お金と仲直り／借金を返す／ワーカホリック／鏡をのぞく／助けを求める／ネガティブシンキング／責任

## 夢をかなえる .................................................................... 302
すべてにとって一番よい状態／埋もれた財宝／ソウルワーク／土地のスピリット／ソウルメイト／スピリットハウス／飛躍／先のばし／スピリチュアルな決断／夢の地図／次のステップ／喜びをガイドに／過去を手放す／旅行者

## 神性とのリンク .................................................................... 334
四方／スパイダーウーマン／天照大神／仏性／ロザリオの祈り／クエーカー流／献身／神の恵みの道／聖なる女性／救い主イエス／四諦／アッシジの聖フランシスコ／カバラの知恵／スーフィー流／スピリチュアルな師／道教流／ウィッカ流／神との絆を取りもどす／目的のある祈り／目的のない祈り／神の存在／シヴァのダンス／人格神と不可思議な真理

## 用語集 .................................................................... 384
## 索引 .................................................................... 388

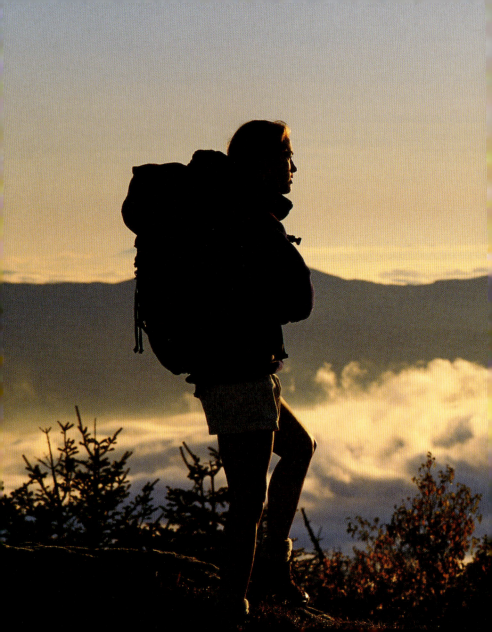

# Part 1
# 瞑想を始める前に

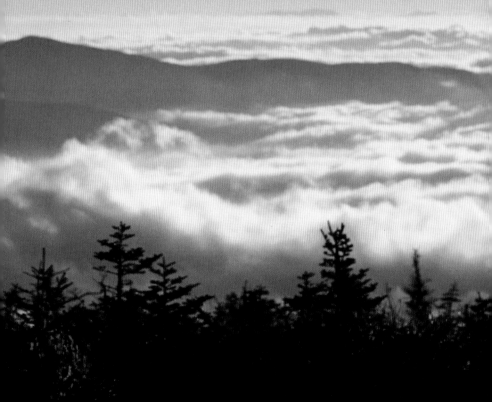

# はじめに

あなたが瞑想初心者なら、まずは肩の力を抜いて下さい。すでに瞑想を実践している方も、ここで改めてなるほどと感じていただけるでしょう。初心者か経験者かを問わず、本書には毎日の生活を豊かにしてスピリチュアルな行を深く体験できるシンプルで効果的な瞑想が数多くのっています。どれも明快な説明をつけ、わかりやすく手順を解説してあります。

どの項目にも短い説明があり、そのユニークなメリットが箇条書きにされています。その次にもう少し詳しい1～2段落の解説と、ステップ・バイ・ステップでわかりやすく瞑想法の手順を記した色つきの囲みが続きます。ここには瞑想を行うのにベストのタイミングと準備についてもつけ加えてあります。

この本では、役立てたい目的ごとに瞑想をまとめてあります。たとえば最初のセクションでは"落ちつきとセンタリング"をもたらすための瞑想を扱っています。これらはストレスを緩和し、ほどよいバランスと心身の軸の安定が感じられるようにします。仕事ですっかりくたびれた日も、子どもや配偶者、とにかくきりがない用事に振りまわされた時も、落ちつきを取りもどして、いつもの精神状態に戻るよう助けてくれるでしょう。ただし瞑想に取りかかる前に、

はじめに

呼吸に集中する基本的瞑想に目を通しておきましょう。これは2500年前に仏陀が教えた独自の瞑想法です。今まで瞑想をしたことがない場合はこの古代の瞑想法がスタートラインとしてぴったりです。呼吸による瞑想法はとてもパワフルで効果的なので、本書に収載した他の瞑想の多くのベースにもなっています。

この入門編の次には"心を配る生き方"が続きます。注意散漫または反対にものごとに無関心だったり、かかえきれないくらい多くのことをいっぺんにしようとしていたら、ここであげる瞑想が役立つでしょう。自分の行動と考えにもっと心を配れるようになります。お皿を洗う瞑想からは作業のあらゆる面に注意を向けるにはどうすればよいかが学べます。ペースを落として心を配れば生活が豊かになり、結果的にかえって多くのことができるのだとわかってくるはずです。

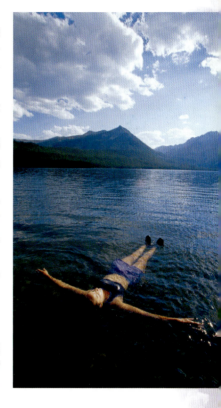

瞑想は"ボディ・マインド・スピリットを癒す"強力なツールでもあります。次に取りあげるのはこの点です。ヒーリングを促し、病気を予防するヴィジュアライゼーションのパワーがわかります。どうしても止められない悪習慣に困っている、子供時代の癒されていない心の傷がある、抑うつに悩んでいる、そんな場合も癒しの道を進めるようサポートする瞑想がバラエティ豊かに用意されています。病後

に体の健康を取りもどすには、古い大木の瞑想を試して下さい。もしくは不安を癒し長寿を授ける女性の仏陀タラをイメージしてみて下さい。

　瞑想はクッションに座ってするものとは限りません——"体を動かしながら"でも瞑想できます。迷路の散策、ダルウィーシュのような旋回、または床の掃除などを瞑想の行として行ってみて下さい。どんなことでも瞑想にして暮らしの質を高めたり、スピリチュアリティを深めたりする方法がわかってきます。カウチポテト族にはぜひ実行していただきたいセクションです。

　誰でも愛情深く思いやりを持った人間でいたいと思うものです。しかしそのためには努力と練習が必要です。"愛と思いやり"のための瞑想はこういう考え方を意識にもたらし、毎日の暮らしで形にするのに役立ちます。チベット仏教のパワフルで素晴らしい瞑想行の"トングレン"で、あなたとまわりの人たちのために愛と思いやりを育みましょう。偏見をなくし、本当の愛を理解し、ハートチャクラを探る瞑想もあります。

　負債がある、または助けが必要なのに救いの手を頼むのをためらっている、倫理的なジレンマにぶつかっている、そんな時は"問題解決"のための瞑想でサポートしてもらいましょう。どうにもお手上げの状態でも、不安にうち勝って状況を改善する建設的で効果的な方法を見つけるのに瞑想が役立ちます。

　"夢をかなえる"ための瞑想もあげました。意識を集中させて強くヴィジュアライゼーションを行うことで、あなたが望む生活を作りだすべく精神とハートが働きだします。過去を捨てて新しいものを受けいれるスペースが欲しい方もいるでしょう。自分がつきたい仕事をありありとヴィジュアライズし、地球上のすべての人のためになる夢をかなえて下さい。瞑想が夢を実現させるための強力なツールだとわかっていただけるでしょう。

　こうして瞑想を探っていく過程をしめくくるのが"神性とのリンク"です。

はじめに

東洋と西洋両方のスピリチュアルな伝統的文化をもとにした瞑想が神聖な存在を身近に感じるよう後押ししてくれます。信仰や宗教は必要ありません。自分よりも偉大な何かもしくは偉大な存在を実感したり、あなたなりの考えを深めたりできるよう、瞑想に導いてもらいましょう。あなた自身が持っている霊的に成長する可能性を実感してみて下さい。

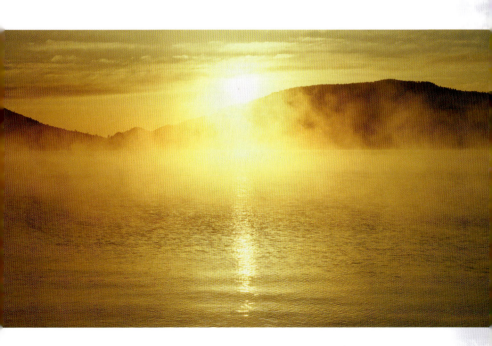

# 瞑想とは

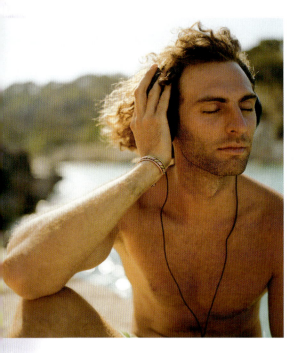

東洋の宗教で行われるエキゾチックな行が瞑想だと思っていませんか。座って特殊な姿勢を取り、脚をねじりあわせるように組んで妙な形に手で印を結ぶイメージがあるかもしれません。"神聖な"ものだと考えている人もいるでしょう。ところがどれも事実とは違います。

心を決めて何かに心を集中させる、そんなシンプルなことが瞑想なのです。実は読書も一種の瞑想ですし、映画やテレビのCMを見るのもそうです。今朝夫や妻とやらかした喧嘩を思いだしたり、オフィスで待っている山のような仕事について通勤中の車の中で考えたりするのも瞑想です。CDを聞くのも瞑想ですし、どのバナナを買おうかとじっと考えるのも一種の瞑想です。

心と外部の現実は常に変化しています。今この瞬間も刻々と思考によって、そしてまわりから取りいれているものを通して自分で現実を作り、組立てているのです。そうこうするうちに考え方の癖や何を取りいれるかの傾向が定まっていきます。たとえばあなたは苦労性で、暴力的な犯罪を描いたテレビ番組が好きなタイプかもしれません。こんな生活がしたいと空想し

て、毎日のようにロマンチックな小説を読む人もいるでしょう。つまり常に瞑想しているわけですから、問題は"何を瞑想の対象に選んでいるか"ということなのです。

多くのスピリチュアルな伝統文化が人間のこういう傾向——いつも考えをめぐらせていて、情報を取りいれてはある事態を作っていく——を活用し、生活をよりよいものにするのに役立てています。常に考えているのなら意識的にポジティブで有益な対象に心を集中させない手はないではないか、というわけです。心と感情がどんな風にはたらけばマインド・ボディ・スピリットがポジティブなほうへ向かう習慣がつくのか、それを理解するのにぜひ瞑想を使ってみましょう。同時に人間としての精神的・肉体的・霊的な可能性を高めていくこともできます。

## 幸せな生活のために

瞑想は神秘的なものではありませんし、超自然的なものでも近づきがたいものでもありません。"エリート"だけのものでもなければ、東洋の宗教や、マイナーな宗教の知識を詰めこまなければできないものでもありません。瞑想は現実的で実際的な行で、どんな信仰を持っていても誰にでもできるものです。瞑想の多くは古今のスピリチュアルな伝統文化をもとにしていますが、信仰や宗教は不要です。信仰を持たない人や神または高次元のパワーを信じていない人は、自分のために幸せな人生を作ろうと思って瞑想してみて下さい。

意識的に特別な時間を作り、ポジティブで有益な形で心を集中させるだけでも瞑想はできます。しかし手順について多少の指針やガイダンスがあればやはり役立つでしょう。本書の瞑想テクニックをいくつか試してみると自分に合うものが見つかるはずです。そこから自分なりの瞑想行を発展さ

せることもできます。もっと学びたければ瞑想の先生を見つけましょう。さらに深く強力な行に導いてくれるでしょう。多くの瞑想の師には、その流派に属する生徒のグループがいます。師から瞑想の指導をしてもらえるほかにも、一緒に学ぶ生徒からサポートを受けたり交流を持ったりもできます。

本書ではスタートラインになる瞑想をバラエティ豊かに紹介しています。瞑想テクニックも数多くのせました。どのテクニックを使うとどんな効果があるかを見逃さないようにして下さい。しっくりくるものもあれば、そうでない場合もあるでしょう。複数のテクニックを使って瞑想行を進めたい人もいるかもしれません。瞑想のテクニックは大きく4つに分類されます。

## 集中

最初の瞑想テクニックでは思考を対象に集中させます。対象は外界のもの——キャンドル・仏像・キリストの絵・花——でもよいですし、呼吸や鼓動など体の中のものでもかまいません。このテクニックの目的は常に考えをめぐらしている思考を静かにさせ、安らぎを得ることです。ある対象に集中すると落ちついて自分の軸が定まり、思考が安定する効果があります。完全に思考をストップさせるのは難しいため、考え方と感情のパターンが見えてくるという効果も加わり、自分自身についても理解が深まります。瞑想中に集中することで、これからの人生で望むものにも集中できるようになります。また他の種類の瞑想を行うための心がまえもできてきます。

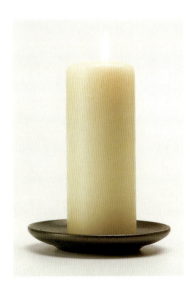

## 思考

　この種の瞑想では、考えるのを止めて思考を静め落ちつかせ、集中させるかわりに1つのトピックについて考えます。今かかえている問題、たとえば怒りについて困っていることなどに思いをめぐらせるよう求められるわけです。愛情にあふれたやさしさや辛抱強さなどの伸ばしたい長所、もしくは自分と森羅万象が結びついている事実について考えてもよいでしょう。自分にポジティブな変化を起こしたいと望みながら、そのトピックについて集中的に瞑想します。こうしてよりポジティブになるよう思考を鍛えるのです。

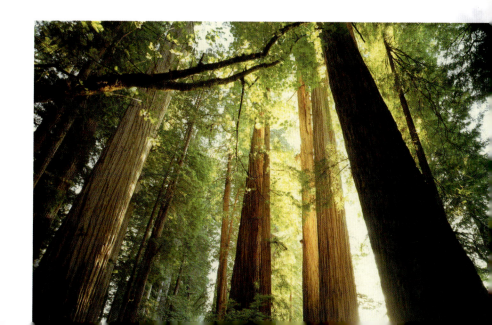

## ヴィジュアライゼーション

　多くの瞑想では何かをヴィジュアライズする、つまり心にイメージを描くよう求められます。ヴィジュアライゼーションはある状況を作っていく、願いと意志を実現させる、行動を変えるなどの目的に役立つのはもちろん、肉体内のプロセスすら変える効果が期待できます。たとえば"タラの瞑想"では女性の仏陀をヴィジュアライズして恐れを取りのぞいてもらい、病気を癒してもらいます。ヴィジュアライゼーションは瞑想に使う数々の手段の中でも大変パワフルなツールです。心の目になかなかイメージが映らなくても心配ありません。少し練習すればやがてヴィジュアライゼーション技術も向上していきます。

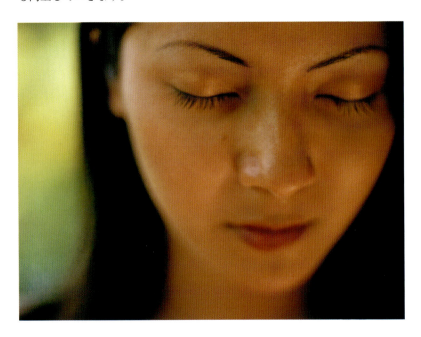

## 体験

瞑想の中には何らかの過程を通じて自分に起こることをすべて味わうよう求めるものがあります。たとえばある瞑想ではパートナーと組んで、友情と親密さを妨げる障壁を取りのぞくことを学びます。熟したフルーツに強く意識を集中してその時の感覚を経験する瞑想もあります。

どの瞑想もこれらのテクニックのうち1つ、または複数を用います。ただし瞑想テクニックは目的に至る手段であって、それ自体が目的ではありません。競争や攻撃性を助長させるものでもありません。テクニックによって思考を集中させるのがうまくなり、微動だにせず何時間も呼吸に意識を集中できるようになるかもしれません。またはスピリチュアルな達人になれるかもしれません。しかしポジティブで優しく、思いやりにあふれた人間になるために能力を注がないのならば、それは瞑想の意味をはきちがえています。

そこで、あらかじめ何のために瞑想をするのか確認しておいて下さい。"今日は、親切な人間になって自分や相手に役立つことをできるよう瞑想します"といってもよいでしょう。瞑想を終えたら"私と他の人すべての最高の利益になるよう私の努力を捧げます"とつけ加えるのもおすすめです。このような瞑想をはさむ"ブックエンド"的な区切りをつけると瞑想の効果が非常に高まります。

瞑想を始める前に

# 瞑想をするわけ

　何千年にも渡って多くの文化で瞑想が行われてきたのには理由があります——多すぎて書ききれないくらいのメリットがあるからです。肉体・精神・感情・心理・スピリットとあらゆる領域で瞑想は苦しみをやわらげ、よりよい人生を実現する力を持っています。しかし時間に追われるのが当たり前のような今の時代、"本当に瞑想する価値はあるの？"と聞きたくなるかもしれません。答えはゆるぎない"イエス"です。

## 健康のために瞑想する

　呼吸に集中して瞑想するだけでも血圧と心拍数が下がり、不安がやわらぎます。通常の医学または代替医療、そのいずれでも瞑想と組みあわせるとガンや心臓病などさまざまな病気からの回復を助けます。痛みのコントロールのほか、体のバランスと健康を保つことで病気を予防する効果も期待できます。充足感や安心感、喜びも生みだすので心の状態が穏やかになりますから長寿にもつながります。

## 心を鋭敏にするために瞑想する

　まずは最初のセクションであげた瞑想を行って心を落ちつかせ、研ぎすませましょう。次にこの状態を利用して、ヒーリングや自己開発、スピリチュアルな悟りを得る瞑想を効果的に行います。こうして新たに手にした精神的なスキルと自己コントロール能力を職場や家庭生活に応用すると、もっと望ましい上司や働き手、伴

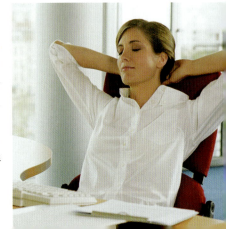

侶、親、友人になれるはずです。大切な相手や子供に心から愛情を注げば関係にすばらしい変化があるでしょう。仕事できびしいしめきりに追われても集中する能力があれば、あなたにとっても同僚にとっても何かと助けになるにちがいありません。

## ボディとマインドをもっと意識するために瞑想する

電子メディアや仕事、ショッピング、その他の娯楽からあふれんばかりの刺激を受けているとなかなか1つのことに注意を払えなくなっていませんか。テンポの早い都会では大人にも注意欠陥障害が増えています。負担が大きすぎると感じるとコーピングメカニズムが働いて、対処しきれない分がシャットアウトされるからです。それに一度に多くの仕事を抱えていつも急いでいると、いつしかきちんと注意を向ける能力をなくしてしまいます。生き生きした感覚を取りもどして豊かな生活を送りたければ心を配る瞑想を行ってみて下さい。今現在を生き、今ある生活をかみしめることを学びましょう。

## 感情のバランスを取るために瞑想する

ストレスに満ちた生活を送っていれば怒りについての問題が生じるのも無理はありません。あらゆるコストが上がる一方で長時間労働を迫られては、ピリピリして帽子が落ちただけで怒りがわくのも当然でしょう。世界的な激動や動揺が不安をもたらして生活をおびやかすこともあります。つい誰かの成功をねたみ苦々しく思ってしまう人もいるかもしれません。いつも感情を意識し、感情パターンをチェックするためにも瞑想をしましょう。ネガティブな感情をポジティブに変えるのに役立つ瞑想もいくつかあります。"心の平和を得る""感情の動揺が少なくなる"——この2つは長期間瞑想を行った際に得られるメリットのほんの一部分です。

## 心理的な問題を癒すために瞑想する

　1人では解決できそうにない問題を抱えている時は専門家の助けを借りて下さい。回復をスピードアップさせたい時、セラピーの効果を高める目的で瞑想をしましょう。依存症・未解決の悲しみ・子供時代に受けたネグレクト・心の傷など、さまざまな心理的な問題がある場合、癒しのプロセスであなたをサポートする優れた手段となるのが瞑想です。自分自身と仲よくなり、自己嫌悪を手放すのにも役立ちます。仕事の用事を先送りする癖や人間関係の悩みがある時も解決に手を貸してくれます。癒しの旅をともに歩む相手として、自分で自分の回復を引きうけるのに瞑想を役立てて下さい。

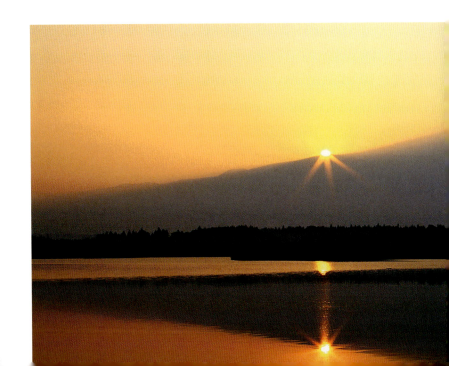

## 人生の神秘に思いをめぐらせるために瞑想する

現代の文化には物質主義がはびこっています。そんな世界観にはまりこんでいると感じたら、状況を変化させ乗りこえていくために瞑想しましょう。人生の意味や自分の運命、生きとし生けるものと自分との結びつき、この世の実相の神聖さを理解したい時も瞑想してみて下さい。最近はスピリチュアリティという言葉が氾濫していますが、その語源は"スピリット"であり、世界にあまねく広がっている生命力と知的エネルギーを指しています。この力は"神"、"仏陀"、"キリスト"、"スパイダーウーマン"、"高次の力"などと呼ばれています。また、この世には目に見えるもの以上の何かがあるという考え方なら受けいれられる人もいるでしょう。この叡知の存在にアクセスしたい場合も瞑想して下さい。いつかあなた自身も悟りを得られるかもしれません。

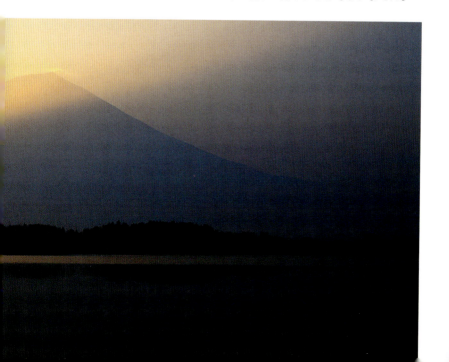

瞑想を始める前に

# 準備

　本書の瞑想は、見出しごとにその瞑想独自の準備が解説されています。しかし瞑想行に入る前に共通してできる準備がいくつかあります。

　1番目はオープンな心を持つということです。初心者の場合、あなたの考え方とは合わないエクササイズがいくつかあるかもしれません。経験者ならば今まで行ってきた瞑想とは違うと思うでしょう。

　"3つの壺"という昔の仏話があり、オープンな心を持つのを妨げる精神状態について簡単に説かれています。"壺(心)に穴があいていてはいけない、知識をかみくだき自らのものにしないうちに流れでてしまうからである。同様に上下が逆さまになっていてはいけない(瞑想について心を閉ざさないということ)、何も入らないからである。そして最後に先入観で汚れた汚い壺であってはいけない。"というものです。この話が意味する教訓はすぐおわかりいただけるでしょう。瞑想初心者であっても、熟練した経験者であっても、心を開き、新しい経験に偏見を持たないという心がまえを持って下さい。

　さらにもう1つ、瞑想によって積極的に変わるつもりでいましょう。ポジティブなものであっても変化は怖いものです。たとえば愛と思いやりについて瞑想し、ハートが開いたとします。すると自分が他の人の痛みにどんどん敏感になっていくのに気づくはずです。最初はつらいかもしれませんが、すぐに心を閉じているよりもオープンにしたほうが楽だとわかってきます。怒りを抑えるために瞑想し、その結果がまん強くなり他の人に対して寛容になったら、身を守るための主な手段であり自分のアイデンティティの大きな部分だった"怒っている古い自分"を手放さねばなりません。それでも変化にともなう不快感は一時的なものでメリットははるかに大きいのです。

準備

　肉体面でも楽に瞑想できるよう、体づくりもしておきましょう。瞑想の多くは脚を組む伝統的な座姿勢で行うのがおすすめです。脚を組んで座るのが無理ならイスに腰かけても全くかまいません。しかし伝統的な座姿勢を取りたい場合は、体を柔らかくするためストレッチ体操をしてウォーミングアップしておくほうがよいでしょう。p.24の枠内にあげた準備用エクササイズを行って下さい。

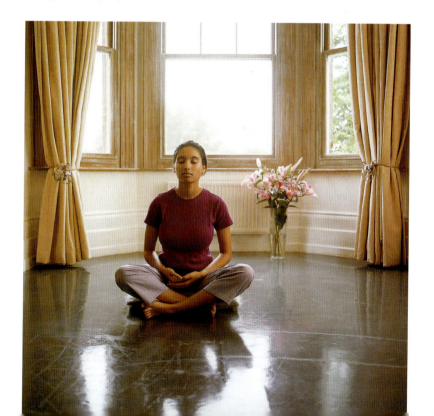

瞑想を始める前に

## 瞑想前のストレッチ

1 床に座り、脚を前に伸ばします。腰から体を折って手でつま先に触れます。届かない場合もできるだけ手を遠くに伸ばして下さい。はずみをつけるのは禁物です。ゆっくりと前に体を倒してから戻すようにします。5回くり返しましょう。

2 伸ばした脚を無理のない範囲でできるだけ広くV字に開きます。両手を左足のつま先のほうへ伸ばし、次に右足のつま先に伸ばします。きつくない程度にストレッチしましょう。左右どちらも5回ずつくり返して下さい。

3 足裏を合わせてできるだけ体のほうへ引きよせます。膝が床から浮くので、足裏を合わせたままそっとひじで膝を押し下げます。ゆっくりと5回くり返しましょう。

4 ストレッチが終わったら脚全体をよくマッサージして血行をよくします。足と膝は特に念入りにマッサージして下さい。毎日この短いプログラムを行うと、しだいに体が柔らかくなってきます。

## ヨーガ

ヨーガは瞑想と相性抜群の行です。全身をほぐして伸ばすのに役立つため、瞑想中に座っているのがはるかに楽になります。できればヨーガクラスに参加して家でできる基本のポーズを覚えましょう。

日常生活から瞑想行に入るには、リラクゼーションエクササイズを行います。朝に瞑想する場合も目覚まし時計のアラームや朝食の用意、着替え、いつもの出勤の準備などから意識を切りはなす必要があるのです。夜に瞑想する時は仕事の頭から瞑想状態へスムーズに移れるかどうかがとても重要になってきます。とはいっても長い時間をかける必要はありません。数分かけてリラックスすれば十分です。意識の移行を行うと瞑想の効果アップに役立つでしょう。

## 死体のポーズ

これはリラクゼーション効果抜群のエクササイズの1つ。ヨーガで"死体のポーズ"（シャヴァアーサナ）と呼ばれるポーズです。

**1** マットか床の上で横になって体を伸ばします。手は手のひらを上に、体から少し離して置きます。部屋がちょっと寒いと感じたら、軽い毛布で体をおおいましょう。

**2** 意識的に全身の筋肉をゆるめていきます。まずつま先から始め、頭頂部まできたらもう数分間シャヴァアーサナの状態を保ちます。

**3** これで十分と思ったところでゆっくり体を起こし、瞑想用の場所へ移って瞑想を始めましょう。

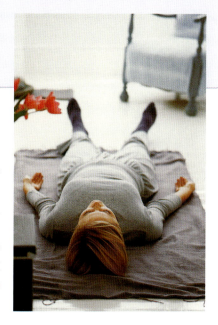

仕事の後でリラックスするベストの方法は、心が落ちつく音楽を聞くことです。気持ちが安らいで心地よく感じるクラシックか"ニューエイジ"的な音楽CDをかけましょう。目を閉じて1～2曲耳を傾け、1日のストレスが消えていくのを待ちましょう。準備OKと感じたら瞑想用クッションに移って瞑想を始めます。

瞑想を始める前に

# 必要なもの

　絶対に必要というわけではありませんが、瞑想行をもっと快適で効果的なものにするためにそろえておきたい用具がいくつかあります。ほとんどは瞑想用品を扱うオンラインショップか専門店、書店で購入できます。近くにある仏教施設またはその他の瞑想センターをのぞいてもよいでしょう。会員や一般向けに瞑想用品を販売しているところも多いようです。

## クッションとイスどちらがよいか

　座って瞑想するほうがよい場合が多いので、瞑想専用に作られたクッションを購入してもよいでしょう。この手のクッションは形やサイズ、色もさまざまにそろっていますし、中身の素材も色々で発泡ビーズやそば殻などがあります。高さを調節できるものまであります。できれば実際に試してみてどれが一番自分に合っているか確認するとよいでしょう。

　瞑想用クッションに加えて、小さいサポート用クッションもあると便利です。これは膝や足首が痛いときに下に敷きます。

　床に敷いたクッションに昔ながらの姿勢で座るのがつらければ、背もたれがまっすぐな普通のイスに腰かけてもよいでしょう。最近では普通のイスとクッションの中間のような"瞑想用

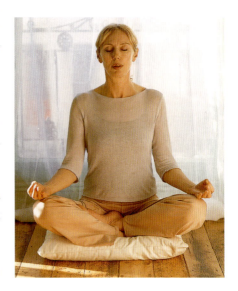

イス"を製造している会社もあります。座面が床に近い位置にあり、背中を支える部分がついています。好みで脚を組んで座ることもできます。

もう1つ、"バックジャック（backjack）"という座イスに似た用具も人気があります。これだと床に座れますし、背もたれが背中をサポートしてくれます。瞑想用品のメーカーではこの種の背中を支える道具を色々と開発しています。背中や腰にトラブルがあるけれどもやはり伝統的なスタイルで座りたいという方はこういう製品を購入する手もあります。

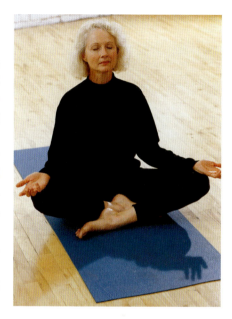

## マット

瞑想用クッションを購入したら、大きくて平らなマットもあると便利です。これはいわゆる座布団のようなもので、クッションの下に敷きます。クッションの位置を床から少し上げ、足首に負担がかからないようにするのに役立ちます。リラクゼーション用や床に横になる必要がある瞑想姿勢を取るためには、ポータブルの薄いヨーガマットがおすすめです。ほとんどのヨーガスクールで扱っています。

## 毛布とショール

リラクゼーションのポーズを練習する場合、寒くないように体にかける軽い毛布を用意しておきましょう。肌寒い早朝や長時間静かに座る瞑想を行う時も、すぐにはおれるよう手近に毛布かショールを置いておくとよいでしょう。

## ゆったりした服装

瞑想する際はゆったりした服装をするようにしましょう。ベルトやきついバンドの腕時計、少しでもきゅうくつな服や体をしめつける服は身につけないで下さい。バギーパンツかジャージのズボンなら最適ですし、ゆるいロングスカートかカフタン（丈の長いゆったりした部屋着）でもよいでしょう。ヨーガや瞑想専用の衣服を作っている会社もあります。オンラインショップで見つかります。

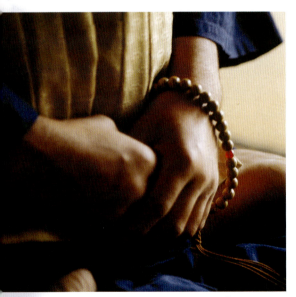

## 念珠

本書で紹介する瞑想には念珠を使うようすすめているものもあります。念珠は多くの伝統的な信仰や世界中の文化で見られ、祈りやマントラを唱えた回数を数えるのに用いられます。瞑想の一環としてマントラや祈りを唱えている時に肉体と心を結びつけるのに役立ちます。

仏教の念珠はオンラインショップか瞑想センターで買うのが

手軽でしょう。色や素材も実にさまざまで、珠は108個あるのが普通です。伝統的な念珠はちょっとという人には、ブレスレットタイプがおすすめです。使わない時は腕にはめておけます。

## ベル、ティンシャ、シンギングボウル

儀式を行うと、行が長続きするようになります。ベルかティンシャという小さなシンバルで瞑想の前後を区切ると集中するのに役立ちますし、行から最大限の効果を引き出せます。実はシンギングボウルはチベット仏教の僧が使う一種のベルです。直径数cmのものからとても大きなものまでサイズもさま

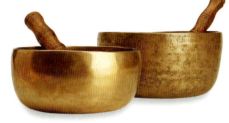

ざまです。縁のまわりをマレット（スティック）でたたいて鳴らしたりこすったりすると美しい振動音が響きます。普通のベルでも行の始まりと終わりを区切る目的には十分です。

## タイマー

タイマーを使うとどうしても気が散るという人もいます。瞑想の時間をはかりたい場合は、前方の床の見えるところに腕時計を置けばよいでしょう。気にならないなら目覚ましやキッチンタイマーなどを使ってもかまいません。最初のうちはタイマーを使うようにすると10分または20分の行がどんなものか体感するのに役立ちます。

瞑想を始める前に

# 続けるということ

　瞑想の効果を実感したいならば、根気よく、できれば毎日行を行うことが大切です。毎日同時刻に同じ場所に座るのを習慣にすると、歯を磨いたり朝にシャワーを浴びるように瞑想を生活の一部に組みこむのに役立ちます。

　最初は本書にのせた8つのセクションからそれぞれ瞑想を試してみるのがおすすめです。運転や雑用をしながらできる瞑想もあります。あれこれやってみる段階では気楽にかまえて違う時間帯に瞑想してもかまいません。ただし、時間や場所にこだわらなくても1日1回は瞑想して下さい。タイプの異なる瞑想にいくつかトライすれば、長く続けてみたいと思うものが1～2つ出てくるでしょう。この時点で毎日瞑想を行う時間と場所を決めて下さい。

　瞑想による変化や何らかの実感、メリットは少しずつ蓄積していくものです。たちまち効果が現れたりあっというまに悟りが開けたりはしないでしょう。

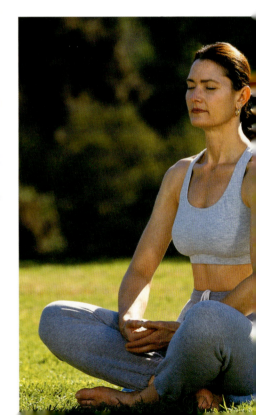

ただし瞑想をしてもさっぱり気分がよくならないというわけでは決してありません。重要な効果は長い時間をかけて得られるということなのです。そういう進歩は微妙だったり深い意味で起こったりするため、なかなかつかみがたいかもしれません。

初めのうち、毎日瞑想行を行うのは大変かもしれません。いくつか試してみては他のことに気を取られることもあるでしょう。自分は瞑想したいのに何かと都合が悪くなる、そんな風に感じたりもします。仕事や家事、家族の用事は絶えませんから、瞑想をさぼる理由にはこと欠きません。だからこそ何としても毎日実行するのが瞑想へのアプローチとしてはベストなのです。面倒くさい、忙しい、または進歩のスピードが遅くてもどかしい、そんな時期もあくまで続ける姿勢を持てば乗りこえられるはずです。ねばっていればいつか報われます。しばらくすれば毎日の行が楽しく心地よく感じられ、決して欠かせない習慣になります。

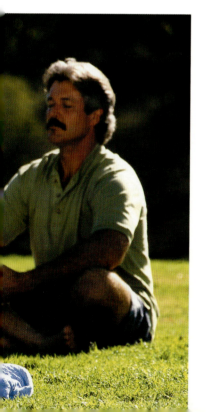

# 神聖な空間

　普通の日常生活を越えた世界とつながることができる所——瞑想や祈り、儀式のための場所、それが神聖な空間です。ベッドルームで瞑想用にあてた一角でも一時的に作った特別な場所でもかまいません。うまい具合に使っていない部屋があればそこを瞑想用スペースにしましょう。それに狭いワンルームの部屋に住んでいる場合も、旅から旅という生活を送っていても、瞑想用の神聖な空間は作れます。

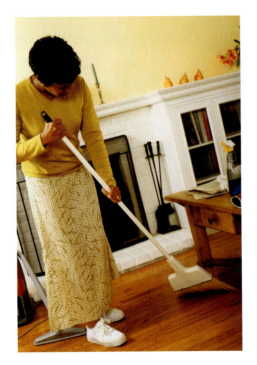

　まずはどこに瞑想用スペースを作るか決めましょう。瞑想用コーナーを確保するにはちょっとした模様替えをする必要があるかもしれません。ずっと設置したままにするか、一時的なものにして瞑想の時だけ作るかも決めましょう。クッションかイスを置ける広さも必要です。祭壇をしつらえるつもりならその分のスペースもいります。

　ここと決めたら徹底的にその場所をきれいにします。掃除機をかけてほこりをはらい、可能なら床を水ぶきして下さい。掃除はその空間をクリーンにするだけでな

神聖な空間

く、あなたと身の回りのネガティブなエネルギーも一掃します。

次に好きな場所にクッションかイスをアレンジします。座ってみて心地よく感じることを確認して下さい。すきま風は入ってきませんか。部屋のドアを閉めてプライバシーを確保できればよいのですが、無理なら折り畳み式スクリーンで仕切りましょう。照明も人工光または自然光かを問わず必ず快適に感じられるよう調整を。ヨーガマット・追加の小さなクッション・ベル・ティンシャ・タイマー・念珠などは、すぐに手が届くそばの低い棚にしまっておきます。瞑想中に音楽をかけたければCDプレーヤーも手近に準備しておきましょう。

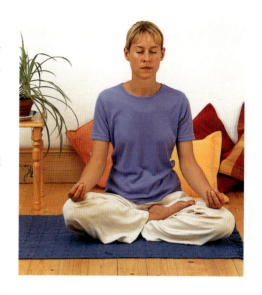

## 祭壇を作る

祭壇を置きたい場合は、イスやクッションの前に祭壇を設置できるだけのスペースも確保しておきます。"正しい作り方"などはありませんので、以下はあくまでベースにする参考と思って下さい。

まず小さなローテーブルを用意して美しい布かスカーフをかけます。自分にとって意味のあるアイテムを祭壇に配置します。仏陀・タラ・キリスト・聖母マリアなど神の像や絵、スピリチュアルな師の写真、心に響く聖典、

瞑想を始める前に

花・水・インセンス・キャンドル・フルーツなどの供物などがよいでしょう。クリスタルや美しい石、貝殻など自然界のシンボルもおすすめです。その日の指針となりそうなスピリチュアルな言葉やことわざを立てておく小さいスタンドを置くのもよいアイディアです。

　祭壇に置くものは、触発され、エネルギーを解放・発生させるのに役立ち、あなたの軸を中心に定め、想像力を刺激するものに限ります。自分自身やこの世界、自分の精神生活を理解する手がかりにして下さい。

　神聖な空間は一部屋全体を使っても、一時的に設置するものでもかまいま

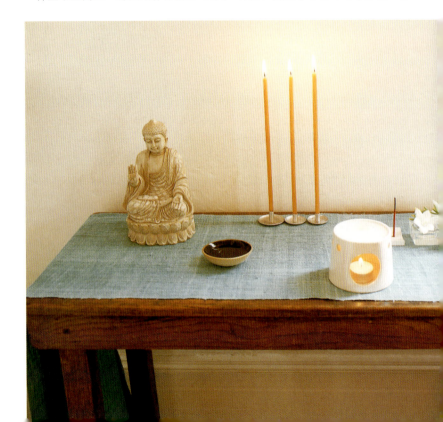

せん。小さくて持ちはこびできる作りでもOKです。生活のためにあちこち飛び回っている場合も、職場で瞑想したい時も、それぞれの環境で神聖な空間を作ることが可能です。

　軽くて空気を吹きこんでふくらませる瞑想用エアクッションを買って、スーツケースやブリーフケースにしのばせましょう。祭壇がほしい場合はミニチュアサイズのものを作ればよいのです。人々ははるか昔から携帯用祭壇を利用しています。たとえばアミュレットやスピリチュアルな師の像、神の像が発掘されていますが、これは持ち運べたり身につけたりできる携帯形の祭壇です。神や師の絵または写真を小さな額に入れたもの、水を供えるための小さなボウル、できればキャンドルとインセンス少々をそろえたセットを作り、オリジナルの携帯用祭壇にしましょう。必ず自分にしっくりくるものだけを選んで下さい。聖物の下に敷く美しい布も添えて下さい。エアクッションと携帯用祭壇がそろえば準備万端です。リビングスペースがとても狭くてという家でもこのセットが役立ちます。

　ただし、心にとめておいていただきたいことがあります。あなたの神聖な空間はあなただけのものであり、瞑想を続けるうちに少しずつ発展していくはずです。この空間を作ることで心を配って生きようという意志を大切にすることになり、自分の人間としての成長とスピリチュアルな成長のための余裕が生まれます。つまり生活に神性を招きいれるのが目的なのです。

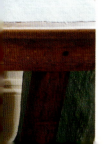

瞑想を始める前に

# 瞑想の姿勢

　どこでも瞑想はできますが、姿勢は大切です。瞑想の目的は心を制御し、癒し、目ざめさせることですが、心と体は分かちがたく結びついているため、姿勢が非常に重要なのです。瞑想を始めてみると心に体と呼吸がとても役立つことがわかるでしょう。

　これから解説していきますが、瞑想は座って、または歩きながら、横になりながら、そして他の用事をしながらと、さまざまな態勢で行うことができます。ただしほとんどの瞑想は座姿勢がおすすめです。仏陀の伝統的な瞑想は"大日如来の七法"という姿勢で行います。初心者の場合、昔ながらの七法の姿勢に慣れるのはつらいでしょう。しかし痛い膝を我慢しつつ何回か行を行うだけの価値は十分すぎるくらいあります。いったんマスターしてしまえば、あとは生涯この姿勢で瞑想できるからです。正しい姿勢は心を落ちつかせ、強くし、コントロールするのを助けます。エネルギーと各器官のバランスを取るため体にもよい効果があります。伝統的な仏教の教えでは、この基本姿勢ならば1日中瞑想にふけることも可能であるといわれます。普通の姿勢ではとても無理でしょう。

# 大日如来の七法の姿勢

**1** クッションに座ります。首筋からウエスト部分までできるだけまっすぐ背筋を伸ばします。クッションで少しお尻が上がるため膝が床に近くなって、背筋を伸ばしたまま保ちやすくなるはずです。クッションのやや前の方に腰を下ろすとよいでしょう。

**2** 左足の上に右足を乗せる形で脚を組みます。足の甲はももの上に水平に乗せます。左右の足が直線を描くようにできればベストです。

**3** 肩はややいからせて力を抜きます。左右の肩の高さが同じになるようにして座って下さい。

**4** あごは床と平行にして少し引きます。

**5** 目からも力を抜き、開いたままやや視線を落として、焦点を合わせず前方約1mをながめます。

**6** 舌は口蓋につけます。唇はわずかに開き、上下の歯は力を入れずに合わせます。鼻呼吸をします。

**7** 七法の姿勢では手の位置を特に定めていませんが、通常はへそから指4本分下の位置に手のひらを上にして両手を重ねて添えます(脚や足には置きません)。ひじは体からわずかに突きだします。両手を膝に置くだけでもかまいません。

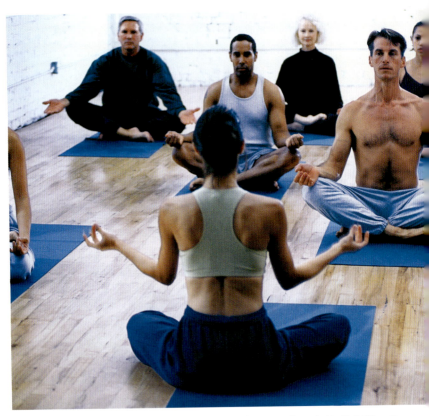

　初心者は目を閉じたほうが瞑想しやすいと感じるようですが、目を開いての瞑想に慣れたほうがよいでしょう。目を閉じるとかえってあれこれ考えたり、夢想したり、気が散ったりします。するとこの世界をそのまままっすぐクリアに見る見方ではなく、"他の"つまり内的な世界と瞑想が結びついてしまうのです。

瞑想の姿勢

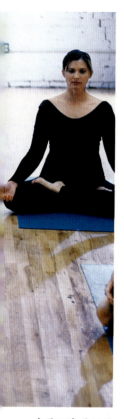

　リラクゼーションも大切です。しかしほとんどの人が体に緊張した後の名残をたくさんためこんでいます。困ったことに瞑想姿勢で座り続けようとがんばると体にもっと緊張が生じたりします。ですから最初はあまり厳しく考えなくてもよいでしょう。凝ったところや痛いところを意識して気づくようにし、よけいな力を抜いて自然にゆっくりと解消させます。わずかずつ体を動かして姿勢を調整して下さい。姿勢で一番重要なのは背筋をまっすぐに保つことです。七法の姿勢で脚を組んで座れなければなるべくそれに近い姿勢で、またはイスに座ります。次にp.37で説明した残りのポイントにならってください。

　腰痛やケガでまっすぐ座るのはとても無理という場合は必ず背もたれを使って下さい。体調が悪くベッドから出られないのなら横になったまま瞑想してもかまいません。初めての瞑想が不安でどうしても座姿勢が取れず、文字通り静かに座っていられないという人は、心が落ちつくまで歩いたり走ったりしながら瞑想して下さい。

　できれば座姿勢がしっくりくるよう工夫をしてみましょう。"準備"のセクションで簡単に紹介したストレッチ運動（参照→p.24）も忘れずに試して下さい。ヨーガクラスに参加して体の柔軟性を高め、自分の体についてもっと知るようにするのもおすすめです。どこまでできるか自分で自分にチャレンジしてみたいものですが、限界は心得ておきましょう。年配の初心者の方の場合、何がなんでも伝統的な姿勢で座らなければと無理をしないで下さい。思いやりある人間になるのも瞑想の目標の1つです。その思いやりをご自分にも示してあげて下さい。

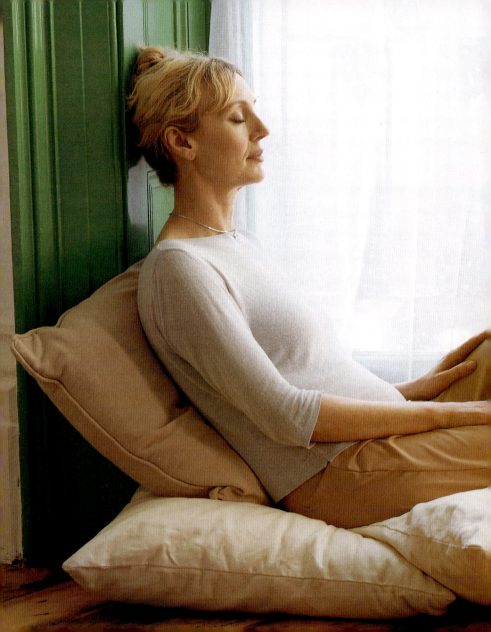

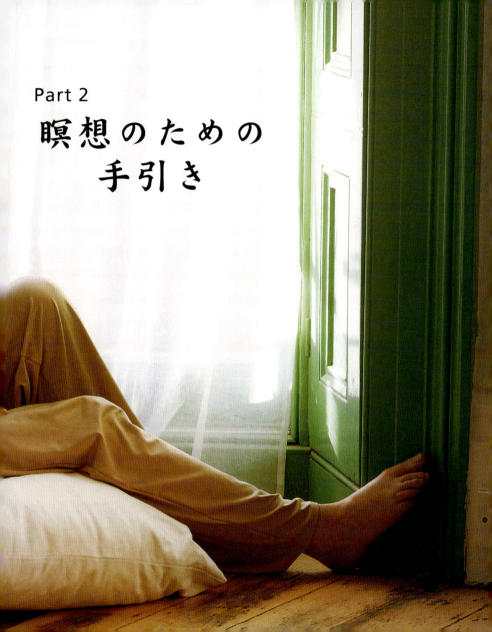

Part 2
# 瞑想のための手引き

瞑想のための手引き

# 手引きの使い方

　ここから本書の中心部、瞑想実践編に入ります。153種類の瞑想を以下の8つのセクションに分けて収録してあります。

- 落ちつきとセンタリングのための瞑想
- 心を配る生き方のための瞑想
- ボディ・マインド・スピリットを癒すための瞑想
- 体を動かす瞑想
- 愛と思いやりを養うための瞑想
- 問題解決のための瞑想
- 夢をかなえるための瞑想
- 神性とリンクするための瞑想

　もちろんこの手引きの使い方は自由ですが、始めるにあたってのヒントをいくつかあげます。

　どんな風に取りくむにしても、p.50～51の"呼吸を見つめる"瞑想を最初に行って下さい。これは本書で解説している多くの瞑想の基本ですし、世界中の瞑想センターの大半で最初に教わる瞑想でもあります。仏陀は2500年以上も前にこの行を教えましたが、そのパワフルさと効果は今も変わりません。数日間、できれば1週間チャレンジしてみて下さい。また他の瞑想をする際も必ず前もって呼吸の瞑想を数分間行い、心の準備を整えます。それから見開きページの右にある手順にしたがってそれぞれの瞑想を試しましょう。

　瞑想法をすべて読んで、試してみたいものをピックアップするのも使い方の1つです。こうすれば瞑想が大体どのようなものかが一気につかめますし、瞑想のやり方やその効果など瞑想についての膨大な知識を吸収できます。つまり"飛びこむ"前に瞑想という広大な景色を見渡せるわけです。

手引きの使い方

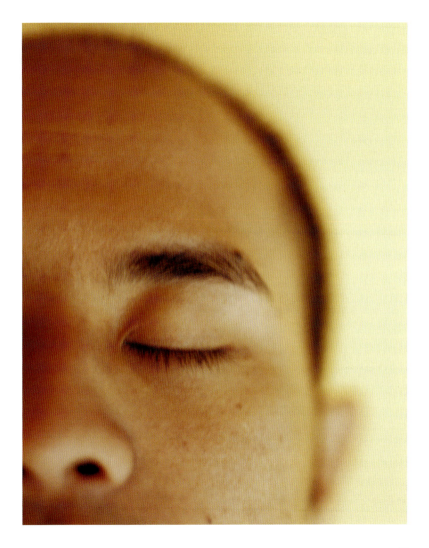

別のアプローチ法もあります。p.42にあげた各セクションの冒頭にある説明を読んで興味のある順番にランクづけしてみるやり方です。特に心をひかれる、または避けたいものがあるかどうかもチェックします。避けたいと感じたら、それはなぜかを考えてみて下さい。"愛と思いやりを養うための瞑想"に拒否反応が起こるなら、その理由を自分に問いかけてみましょう。失恋して今は気持ちをそっとしておきたいのではありませんか。またはもっとオープンになって愛と思いやりを持つとかえって誰かに傷つけられそうと怖いのではないでしょうか。

同様に好感を持てるセクションがあったらなぜ心ひかれるのかを考えてみて下さい。癒しを受けいれる下地ができていて、それではりきって"ボディ・マインド・スピリットを癒すための瞑想"をリストの1番目にしたのかもしれません。順番にランクをつけ、自分が強く反応したわけをよく考えたら、1番目にリストアップしたセクションを読んで試したい瞑想をチェックします。一番ひかれたものから始め、他の瞑想も順次行っていきましょう。

3番目はインスピレーションによって手引きを使う方法です。しばらく静かに座ります。今この瞬間に自分にとってベストな瞑想を教えてほしいと願います。それからランダムに本を開き、目にとまった瞑想をやってみます。後になって当てずっぽうに選んだ結果に驚きましたか。その時点での身のまわりの事態に役立ったでしょうか。4番目は1度に1つずつ全部の瞑想を試していくやり方です。

# 手引きの使い方

その瞑想ならではのメリット

瞑想を行うのに最適な時

準備についてのガイド

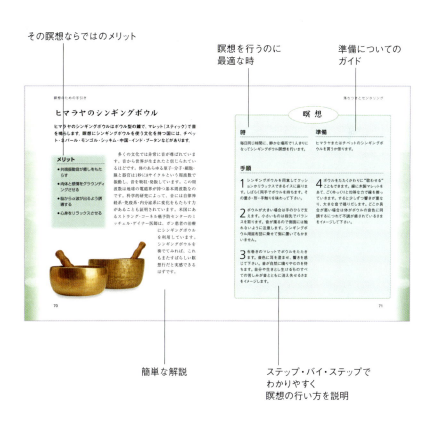

瞑想のための手引き

## ヒマラヤのシンギングボウル

**ヒマラヤのシンギングボウルはボウル型の鐘で、マレット（スティック）で音を鳴らします。瞑想にシンギングボウルを使う文化を持つ国には、チベット・ネパール・モンゴル・シッキム・中国・インド・ブータンなどがあります。**

### メリット

- 共鳴振動音が癒しをもたらす
- 肉体と感情をグラウンディングさせる
- 脳からα波が出るよう誘導する
- 心身をリラックスさせる

多くの文化では非常に音が尊ばれています。音から世界が生まれたとも信じられているほどです。体のあらゆる原子・分子・細胞・腺と器官は1秒にxサイクルという周波数で振動し、音を吸収・発散しています。この周波数は地球の電磁界が持つ基本周波数なのです。科学的研究によって、音には自律神経系・免疫系・内分泌系に変化をもたらす力があることも証明されています。米国にあるストラング・コーネル癌予防センターのミッチェル・ゲイナー医師は、ガン患者の治療にシンギングボウルを利用しています。シンギングボウルを奏でてみれば、これもまたすばらしい瞑想だと実感できるはずです。

落ちつきとセンタリング

## 瞑 想

### 時

毎日同じ時間に、静かな場所で1人きりになってシンギングボウル瞑想を行います。

### 準備

ヒマラヤまたはチベットのシンギングボウルを買うか借ります。

### 手順

1. シンギングボウルを用意してクッションからリラックスできるイスに座ります。しばらく両手でボウルを持ちます。その重さ・形・手触りを味わって下さい。

2. ボウルが大きい場合は手のひらで支えます。小さいものは指先でバランスを取ります。音が漏るので側面には触れないように注意します。シンギングボウル用座布団に乗せて膝に置いてもかまいません。

3. 布巻きのマレットでボウルをたたきます。音色に耳を澄ませ、響きを感じて下さい。音が自然に鳴りやむのを待ちます。自分や生きとし生けるもののすべての苦しみが音とともに消え失せるさまをイメージします。

4. ボウルをたたくかわりに"歌わせる"こともできます。縁に木製マレットをあて、ごくゆっくりと均等な力で縁を擦っています。すると少しずつ響きが重なり、大きな音で鳴りだします。どこか具合が悪い場合は体がボウルの音色に同調するにつれて不調が癒されているさまをイメージして下さい。

簡単な解説

ステップ・バイ・ステップでわかりやすく瞑想の行い方を説明

# 落ちつきと
# センタリング

# 落ちつきと
# センタリングのための瞑想

　瞑想は体の中心軸を定め、心を落ちつける効果があります。脚を組んでクッションに座り、見るからに落ちつきはらって心安らかに瞑想する人の写真を目にしたことがあるでしょう。仏陀の像をじっくり鑑賞して、仏陀がとても幸福そうで悠然としているのに気づいた方もいるでしょう。あなた自身もそんな安らぎがほしくて、いつしか瞑想にひかれるようになったのかもしれません。

　最初のセクションで扱う瞑想は、目まぐるしくてペースの早い世の中に対処するのに必要な落ちつきと安らぎを得るのに役立ちます。これを手引きの最初に持ってきたのは、心が静かに安定した状態になれば後に続く瞑想も十二分に味わえるからです。"呼吸を見つめる"は手引きでも一番重要な瞑想といってよいでしょう。それに他の瞑想すべての基本でもあります。初めて試した時はあまりにシンプルすぎるように思えて、こんなのが本当に役に立つのだろうかと疑ってしまうかもしれません。しかし少なくとも1週間、あえて続けてみて下さい。この古くから伝わる効果抜群の瞑想のメリットが少しずつ実感できるはずです。不安や雑念を減らし、血圧と心拍数を下げる効果がありますし、注意力や集中力を上げるのにも役立ちます。

落ちつきとセンタリング

　このセクションには、あなたが求めてやまない落ちつきと安らぎを手に入れるためのさまざまなエクササイズを含む瞑想がほかにもあります。"思考という雲"、"広い心"、"散漫な心"からは自分の心についてたくさんのことがわかるでしょう。"9セットの呼吸"からは行動を起こす前にセンタリングする大変パワフルな方法を学べます。"踊る炎"と"水の流れ"は自然界の要素を利用して心を穏やかに静めます。"心は今どこに"は思考のコントロールを助けます。音にひかれるタイプなら"真言"、"グレゴリオ聖歌"、"ヒマラヤのシンギングボウル"がぴったりの瞑想です。自然愛好家には"星を見つめる"、"感情的な思考"、"母なる地球"、"花のパワー"が安らぎとバランスをもたらします。"1日にあいさつを"と"チベットの夕日"はポジティブに1日の始まりと終わりを迎えるのに役立ちます。"センタリングの祈り"は高次の力にアクセスするのを助けます。"地球に平和を"であなた自身と他の人のために平和をもたらしましょう。特につらい状況に追いこまれた時は"感情の嵐"が難局を乗りこえるのを後押ししてくれるでしょう。

　どの瞑想も試す前にもっと穏やかでバランスの取れた人間になることを心に決めて下さい。また毎日の生活に落ちつきと安らぎを招きいれるように心がけましょう。

# 呼吸を見つめる

**あらゆる瞑想の中でもシンプルきわまりなく、しかしとびきりパワフルで実り多い瞑想です。毎日呼吸に集中して瞑想すると他のあらゆる瞑想の基礎が固まります。**

## メリット

- 不安をやわらげる
- 血圧と心拍数を下げる
- 雑念を減らす
- 思考を集中させる能力が高まる
- 対象を問わずに集中するのを助ける

呼吸に集中する瞑想行は数千年前から行われています。古代のヒンドゥー教徒や仏教徒はこの瞑想法によって押さえきれない思考をしたがわせ、ネガティブな思いと行動に歯止めをかけ、スピリチュアルな真理を理解していました。基本的に、呼吸に集中して瞑想するのは思考があちこちにさまよい始めたときに"錨になる"ものを与えるためです。この方法で思考を鍛えると1度に1つのことを一心に考えるのに役立ち、集中力が高まります。心身を落ちつかせる作用があり、不安をやわらげ、心拍数と血圧を下げる効果もあります。スピリチュアルな進歩に関心がある、または精神的・肉体的な健康を高めたい、どちらの場合でも呼吸による瞑想はあらゆることに役立つ究極の行の1つなのです。

落ちつきとセンタリング

# 瞑想

## 時

毎日、朝と夜に10分間瞑想します。次第に時間を長くしていきます。

## 準備

自宅で邪魔が入らない場所を見つけて下さい。クッションか背もたれがまっすぐなイスがあるとよいでしょう。服装はゆったりした楽なものを。照明はソフトに、快適な室温に調整して部屋にすきま風が入らないようにします。

## 手順

1 脚を組んでクッションに座ります。この時お尻が少し高くなるようにして下さい。脚を組んで座れない場合はイスに腰かけます。背筋はまっすぐに、肩は水平にして力を抜き、あごは床と平行にします。視線は下方に、前方約1mをながめます。両手はそっと膝の上に。

2 胸ではなく腹式呼吸で、鼻から普通に呼吸をします。姿勢をチェックし体で緊張している部分があったらリラックスさせます。

3 息を吐くたびに数を数えます。10まで数えたらまた1から数え直します。思考が割りこんできたりしますが、その時はただ受け流してまた呼吸を数えます。

4 10分ほどたったら行を終わりにします。日常生活でも一心に考え集中するようにします。

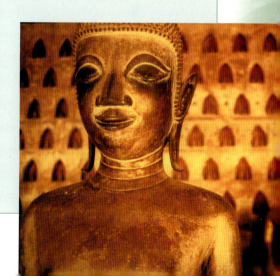

# 思考という雲

**呼吸に集中して瞑想するとどうしても思いが浮かんできます。思いが浮かぶたびに"思考"とラベルをはってやると、呼吸に意識を戻して心を静めるのに役立ちます。**

### メリット

- 心を静めるのに役立つ
- 広い視点から思考が見える
- より柔軟でオープンになるのを助ける

　思考を重んじるあまり"真実"または"現実"と同一視するのはよくあることです。しかし、ある日は欠点だらけでいじわるな人だと相手を敵視していたのに、1ヵ月後になると意見を変えてよき友人だと思う、そんなことはありませんか。瞑想すると思考は空を流れる雲のようにはかなく移ろうものだとわかってきます。思考についてのこだわりを捨てて、もっと柔軟でオープンな心を持てるようになるはずです。瞑想中に想念がわいたら"思考"とラベルをはって呼吸に注意を戻します。

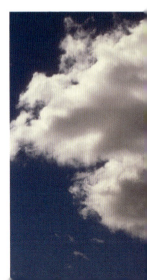

落ちつきとセンタリング

## 瞑 想

### 時

呼吸に集中する瞑想のバリエーションです。朝と夜10分間行って下さい。

### 準備

邪魔が入らない静かな場所を見つけて下さい。瞑想を始める前に、普通の状態だと次から次へと思考が移り変わるのを認識しておきます。

### 手順

1 脚を組んでクッションに座ります。この時お尻が少し高くなるようにして下さい。脚を組んで座れない場合はイスに腰かけます。背筋はまっすぐに、肩は水平にして力を抜き、あごは床と平行にします。視線は下方に、前方約1mをながめます。両手はそっと膝の上に。

2 胸ではなく腹式呼吸で、鼻から普通に呼吸をします。姿勢をチェックし体で緊張している部分があったらリラックスさせます。

3 呼吸を数え始めます。10まで数えたらまた1から数え直します。思考が割りこんできたら"思考"とラベルをはって呼吸に注意を戻します。

4 この要領で10分ほど瞑想します。1週間これを続け、思考がどれほど移ろいやすくはかないものかを身をもって感じてみて下さい。

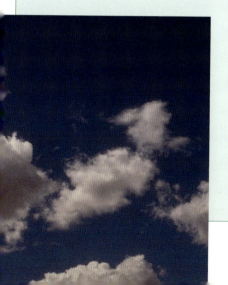

# 広い心

次から次へと想念がわいては心が狭く息苦しくなってしまうでしょう。これは精神的な"スペース"を掃除するのに役立ち、誰もが求めてやまない心の休日をもたらす瞑想です。

## メリット

- 考えすぎを止めて心を休ませる
- 心おだやかになり思いやり深くなる効果がある
- 精神的なゆとりが生まれる

　私たちの頭は記憶・望み・計画・不安などの精神的なイメージであふれています。その上絶えず考えをめぐらしているとなれば混乱に拍車がかかります。これは散らかった頭の中を片づけて、穏やかでオープンな広々とした心を作るのに役立つ瞑想です。精神的なゆとりを作ると、想像以上に今よりも感じ方や考え方をうまくコントロールできることに気づきます。いつもよりも広くて思いやりのある心の状態を経験すれば思考と問題がおとなしく退いていきます。練習するにしたがっていつでもどこでも思い通りにこの広い心を味わうことができるでしょう。

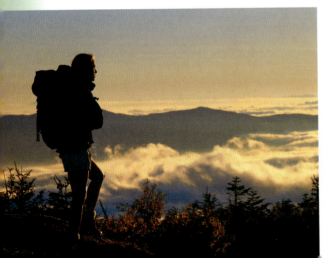

落ちつきとセンタリング

## 瞑 想

### 時

時間帯を問わず、心配や絶えずめぐる思考でストレスを覚えた時、身動きが取れないと感じた場合にこの瞑想を行います。

### 準備

瞑想前にベッドか床で体を伸ばしてリラックスします。つま先から始めて体の上方へとリラックスさせていき、すべての筋肉の力を抜きます。くつろいで5回深呼吸したらゆっくりと体を起こして瞑想を始めます。

### 手順

1. 脚を組んでクッションに座るか背もたれがまっすぐなイスに腰かけます。イスを使う場合は足の裏全体を床につけます。

2. 呼吸に集中することから始めます。息を吐くたびにカウントし、10まで数えます。5分ほどしたら息を数えるのを止め、さらに2分ほど吐く息にひたすら集中します。

3. 息を吐ききる時にわきあがる安らぎと広がりに気づくはずです。この感じと空間に身をまかせて深くへとたゆたいます。光あふれる広々とした空間に息が吐き出されるとイメージします。

4. 呼吸するたびにその空間が広がっていきます。身をまかせてくつろぎ、今その瞬間をその空間にとどまって下さい。想念が浮かんだら自ら作った広がりにそっと注意を戻します。

5. ただあるだけでよいのだと自分にいいきかせます。好きなだけこの静かな空間にとどまっていましょう。もう十分と感じたら深呼吸をして行を終えます。

# 散漫な心

呼吸に集中して瞑想すると、思考に流されて脇道にそれたりするほか、音や光、においなど外界からの刺激で気が散る場合もあります。そんな時もラベルをはると呼吸に注意を戻すのに役立ちます。

## メリット

- 自分のしていることに集中しつづけるのを助ける
- 注意深くなる
- 根気と忍耐力がつく

街中に住んでいる人なら五感に大量の情報が押しよせるのに慣れているでしょう——ラジオ・テレビ・広告掲示板・自動車・バス・機械の音に加えて、あらゆるにおいが息つく間もなく迫ってきます。感覚の洪水対策には、呼吸による瞑想で集中力を高めて、心を静める術を身につけるのがおすすめです。瞑想中に外界から、気を散らす刺激にラベルをはると、身のまわりのできごとに根気よく大らかに対応できるようになります。刺激にラベルをはって呼吸に注意を戻すことでいらだちに歯止めをかけられるのです。どんなことが降りかかってきても感情的にならず精神を集中することが可能になります。

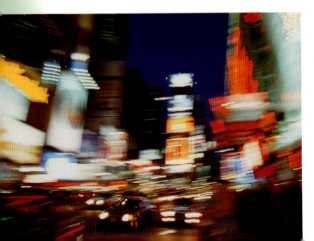

落ちつきとセンタリング

# 瞑 想

## 時

呼吸に集中する瞑想のバリエーションです。朝と夜10分間行って下さい。

## 準備

瞑想するスペースをできるだけ静かで心地よい環境にするため、特に気をつけて準備しておきます。気を散らすような刺激をチェックして取りのぞいて下さい。

## 手順

1 脚を組んでクッションに座ります。この時お尻が少し高くなるようにして下さい。脚を組んで座れない場合はイスに腰かけます。背筋はまっすぐに、肩は水平にして力を抜き、あごは床と平行にします。視線は下方に、前方約1mをながめます。両手はそっと膝の上に。

2 胸ではなく腹式呼吸で、鼻から普通に呼吸をします。姿勢をチェックし体で緊張している部分があったらリラックスさせます。

3 息を吐くたびに数を数えます。10まで数えたらまた1から数え直します。外部からの刺激、たとえば車の発進音、お隣から漂ってくる料理の香り、部屋の明るさや温度の変化などで気が散らないかどうか意識して下さい。その刺激にラベルをはって呼吸に注意を戻します。

4 1週間のあいだ、何に気を取られたかその傾向を書きとめておきましょう。外部からの刺激または内的な思考によって気が散った時の反応は違いましたか。少しずついら立ちが減ってきたかどうかもチェックしてみて下さい。

# 9セットの呼吸

**これはチベット仏教の呼吸・浄化法です。種類を問わず瞑想行に入る前に心のバランスを取ってネガティブな思いを押さえるのに効果的です。**

### メリット

- ネガティブな要素が浄化される
- 心が静まる
- 瞑想の準備が整う

仕事を終えてから心身を静めて瞑想に取りかかるのはなかなか大変です。帰宅しても頭の中では今日1日の反省や明日への心配がうずまいていることでしょう。9セットの呼吸は忙しい生活から瞑想行へと心を切りかえるのにとても役立ちますし、それはさておいても落ちつきとリラクゼーションをもたらす効果があります。さらに仏教の浄化法をヴィジュアライゼーション化して実行する方法も身につきます。瞑想前の準備としても9セットの呼吸は大変効果的ですが、雑念を払い、ネガティブな要素を浄化し、魂を落ちつかせる手段としていつでもどこでも実行して下さい。

落ちつきとセンタリング

## 瞑 想

### 時
種類を問わず瞑想行の前に、またはネガティブな感情を軽くしたい時に行います。

### 準備
背筋を伸ばして座ります。浄化したいネガティブな思いや感情を確認して下さい。

### 手順

1. 体が完全に空っぽで透明になったところをヴィジュアライズします。1回目の呼吸は左の人差し指で右の鼻孔を押さえ、左の鼻孔から息を吸います。純白の光を吸いこみ体がその光で満ちるさまをイメージして下さい。次に息を吐きながら、セックスやものへの執着が黒い煙となって右の鼻孔から出ていくところをイメージします。これを3回くり返します。

2. 右の人差し指で左の鼻孔を押さえ、右の鼻孔から純白の光を吸いこみます。今度は怒りや憎しみが左の鼻孔から黒い煙となって出ていきます。3回くり返します。

3. 両方の鼻孔から白い光を吸いこみます。愚かさと心の混乱を黒い煙として残さず吐きだします。この煙が眉間から出ていくさまをイメージして下さい。ここは瞑想の師が第3の目または知恵の目と呼ぶところです。3回くり返します。

4. これで心が落ちついて集中し、浄化も完了しました。この状態から瞑想行を始めて下さい。

# 踊る炎

1本ともしたキャンドルの炎は心を集中させる対象としてうってつけです。炎は**注意を引きつけますし、そのぬくもりとあかり、美しさ**はいつの時代も安心感をもたらします。

## メリット

- 精神集中力を高める
- 恐怖心をやわらげる
- ぬくもりと安心感をもたらす

## 瞑想

### 時

夜に行う瞑想です。生きていくうえで何かにくじけて不安で一杯になった時はこの瞑想を試して下さい。

### 準備

できれば無香で純粋なミツロウでできたキャンドルを使います。燃えやすいものを遠ざけてから目の高さにキャンドルを据えます。瞑想後は必ず火を消してからその場を離れて下さい。

### 手順

1. キャンドルから1mほど離れた位置にクッションかイスを置いて座ります。キャンドルを目の高さにセットします。部屋のほかのあかりは暗く落としますが消さないで下さい。すきま風が入らないように注意を。

2. まず9セットの呼吸（参照→p.58〜59）を行います。

落ちつきとセンタリング

　呼吸に集中すると心をつなぎとめ、手に負えない思考を落ちつかせるのに役立ちます。キャンドルの炎など外部の対象に集中しても同様の効果があります。

　蛾は炎にひかれますが人間も同じです。電気が利用されるようになる前は、夜間キャンドルでぬくもりやあかりを取り、安全を確保していました。教会や修道院、自宅の祭壇ではキャンドルを礼拝・儀式・祝典に用います。瞑想の対象としても心地よく、また手軽ですし、不安とストレスにとらわれた時には心を慰め元気づけてくれる存在でもあります。

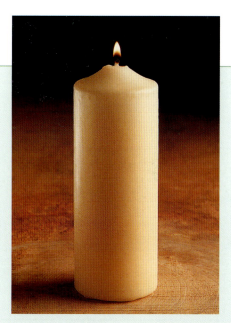

3 キャンドルの炎に意識を集中させ、何も考えないようにして心を空っぽにします。炎のあかりとぬくもりに身をまかせ、息を吸いこむたびに心から恐怖や心配、不安を取りのぞいてもらいます。雑念がわいたら目の前のキャンドルの炎に注意を戻しましょう。

4 この要領で10〜15分間瞑想します。

# 水の流れ

水が流れる音は自然界の移り変わりを連想させ、変化も人生の道理のひとつであることを思い出させます。水音は心をなごませ、耳障りな音ばかりでなく自分の中にわく雑念もブロックします。

## メリット

- 心身をリラックスさせる
- 有益なマイナスイオンが発生する
- 雑念をへらす

水が流れる安らかな音を聞くと心が落ちついて体の緊張がとけます。それに流水のそばは心身の健康にもよいのです。1915年、科学者によって、水が霧状になると（水滴がぶつかる衝撃によって起こります）有益なマイナスイオンが発生することが発見されています。流水の近くに行けばマイナスイオンを吸いこむことになり、このイオンは血流に吸収されます。マイナスイオンは健康を増進し、細胞に届く酸素を増やして心身の能力を高めます。春の嵐が去った後、または滝のそばがとてもさわやかで元気が出るように感じるのはそういう理由があるからなのです。

落ちつきとセンタリング

## 瞑 想

### 時

長時間オフィスビルに閉じこもっていた時や、換気が悪く空気もよどんだところにいたときはこの瞑想を試して下さい。

### 準備

屋外の流水のそばでは毛布かクッションに座って瞑想します。屋内ならミニ噴水を利用しましょう。

### 手順

1. 3回深呼吸し、今していることからこの瞑想へと意識を移します。

2. 呼吸を数え始めます。雑念が湧いたら、浮かんだ思いの時間と場所を心にとめます。故郷の子供時代について考えたら、"私の過去、故郷"と覚えておくわけです。それからまた呼吸に注意を戻して下さい。

3. この要領で10分間瞑想します。瞑想を終えたら、思考が飛んだ実際の場所すべてとそれが過去または未来だったかを書き出します。毎日記録を取り、心がどこにさまよい出したかを確認して下さい。瞑想行をしていない時も思考を意識し、今現在に集中し続けるように心がけましょう。

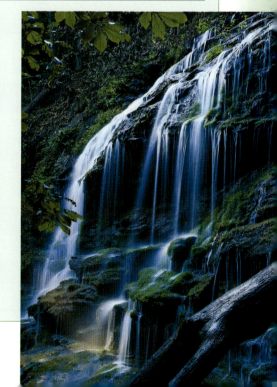

# 心は今どこに

**心とは不思議なものです。まばたきするあいだに隣の部屋に行ったかと思うと地球の裏側の街を訪れ、過去と未来に飛んだりします。困るのは、時に心がそれ自体の意志を持っているように思えることです。**

### メリット

- 動きまわって押さえきれない心を具体的に示す
- "今"に集中し続けるのを助ける
- 心身のグラウンディング(地に足をつけること)をうながす
- 思考をもっとコントロールできるようにする

インターネットで調べものをしていて、いつのまにかこんなサイトにたどりついたのだろうと思った経験はありませんか。同じように心はある考えから別の考えへととどまることなくジャンプします。職場の困りごとについて一生懸命考えていたはずなのに、次の瞬間には昨晩家で起きたことを思っていたりします。どういう経緯で今考えていることにいたったのか、さかのぼるのはきっと無理でしょう。この瞑想行は心の働きを理解し、自分の考えていることをもっと意識し、今現在にしっかり腰をすえるのに役立ちます。

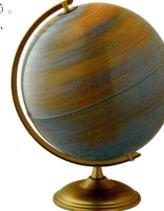

落ちつきとセンタリング

## 瞑 想

## 時

どうにも考えがまとまらず混乱しているときはこの瞑想を行って下さい。より深く体験するには1週間のあいだ毎日行います。

## 準備

自宅の静かな環境でクッションかイスに座ります。地に足をつけて今現在にとどまりたいと感じたら、状況を問わず短時間の瞑想を行うこともできます。

## 手順

1 3回深呼吸し、今していることからこの瞑想へと意識を移します。

2 呼吸を数え始めます。雑念が湧いたら、浮かんだ思いの時間と場所を心にとめます。故郷の子供時代について考えたら、"私の過去、故郷"と覚えておくわけです。それからまた呼吸に注意を戻して下さい。

3 この要領で10分間瞑想します。瞑想を終えたら、思考が飛んだ実際の場所すべてとそれが過去または未来だったかを書き出します。毎日記録を取り、心がどこにさまよい出したかを確認して下さい。瞑想行をしていない時も思考を意識し、今現在に集中し続けるように心がけましょう。

# 真言

マントラ、すなわちサンスクリット語の聖句を唱えると、思考を集中させ、なだめ、変容させる効果があります。マントラ詠唱は仏教やヒンドゥー教の信仰思想の一部ですが、心身のリラクゼーションにも利用できます。

### メリット

- 体をリラックスさせる
- 心を落ちつける
- 思いやりが高まる

## 瞑想

### 時

好きな時間・場所でマントラを唱えます。

### 準備

できれば108個の珠をつないだ仏教の念珠を用意しましょう。普通の念珠タイプのブレスレットでもかまいません。インターネットの店舗で手軽に注文できます。念珠がなければシンプルに指で数えてもよいでしょう。

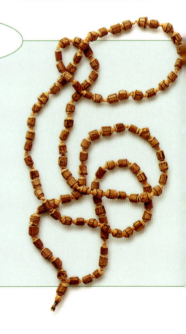

落ちつきとセンタリング

　最も有名なチベット仏教のマントラの1つは"オーム・マニ・パドメ・フーム"です。チベット仏教で信仰される慈悲の化身、果てしなく慈しみ深いアヴァローキテーシュヴァラ(観音菩薩)のマントラで、短く"マニ"としても知られます。

　マニを用いる一般的な方法の1つとして、マントラを少なくとも21回、できれば108回ゆっくりとくり返しながら、生きとし生けるものすべてに慈しみの思いを向けるものがあげられます。その中には人間・動物・魚・鳥・昆虫を含めて下さい。慈しみを向ける対象として自分自身も入れるのを忘れずに。絶対に必要というわけではありませんが、マントラはよくマーラーと呼ばれる仏教の念珠(数珠)を繰りながら唱えられます。チベットではマントラには強力なパワーがあると考えられ、唱えるだけではなく祈りの旗に経文またはマントラを印刷したものもあります。マントラや経文は風に運ばれてその土地とそこに住む命あるものに恵みをもたらすとされます。

## 手順

**1** 他の人の迷惑にならない、1人だけになれる静かなスペースで行います。クッションの上に脚を組んで座ります。

**2** 1分ほど深呼吸して心を澄ませます。次に低く静かな声でゆっくりと"オーム・マニ・パドメ・フーム"と唱えます。雑念がわいたらマントラに注意を戻します。

**3** 数分後、マントラを唱え続けながら、あなたの口から出るマントラが生きとし生けるものすべてに届いてその苦しみをやわらげるさまをヴィジュアライズします。自分自身も含めるのを忘れずに。これを108回、つまり伝統的な仏教の念珠(マーラー)を繰りながら1周するまでくり返します。

**4** 静かに座ったまま、2分ほど呼吸に集中して瞑想を終えます。

# グレゴリオ聖歌

グレゴリオ聖歌（典礼歌）は中世初期にまとめられた教会音楽で、心をなごませて落ちつかせてくれます。現在はこの古い典礼歌も信仰心という枠を越えて親しまれていますが、やはり聞く際は人間が神に呼びかける形を取った歌なのだということを心にとめておくべきでしょう。

### メリット

- 血圧と心拍数を下げる
- 脈と呼吸を落ちつかせる
- 心を静める
- 志気を高めて新たにする

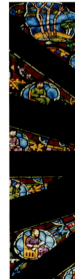

この目まぐるしくテンポの早い時代では、もっと意味深く心地よいものはないかと探して心がさまよいがちです。身も心もさらになごませてくれる何かがほしいと感じる人も多いでしょう。1960年代にフランスでアルフレッド・トマティス博士が行った調査によれば、グレゴリオ聖歌を聞くと体が癒され、心が穏やかになることがわかっています。精神的な病気の回復をうながすばかりか、高血圧症・偏頭痛・潰瘍・心臓発作を緩和する効果もあるそうです。博士はグレゴリオ聖歌に耳を傾けることで代謝がゆるやかになり、脈と呼吸が落ちつき、精神が静まる事実を発見したのでした。

トマティス博士の理論によると音には2つの種類があります。聞く人の元気をなくし、疲れさせ、消耗させるディスチャージ音と、エネルギーを与えて健康を増進させるチャージ音です。博士はグレゴリオ聖歌は体力とバイタリティを増やす最も強力なチャージ音ではないかと述べています。

落ちつきとセンタリング

## 瞑 想

### 時
場所や時間は問いませんが、特にストレスを感じている時にグレゴリオ聖歌を聞きます。

### 準備
近くの音楽店でグレゴリオ聖歌のCDを買うか、図書館でCDを借ります。インターネットでグレゴリオ聖歌を流しているラジオ局もあります。

### 手順

1 運転中にポータブル音楽プレーヤーで、または自宅のステレオやパソコンでグレゴリオ聖歌をかけます。

2 数回深呼吸します。頭から想念と不安を追いだして空にし、グレゴリオ聖歌の音に身をひたします。神・仏陀・高次のパワーを称えている人たちの中に心の中で加わりましょう。

3 好きなだけ聖歌を聞きます。聞き終わると心が落ちつきストレスが軽くなっているはずです。グレゴリオ聖歌に集中してくり返し瞑想すると健康が増進して精神状態がよくなるのが実感できるでしょう。

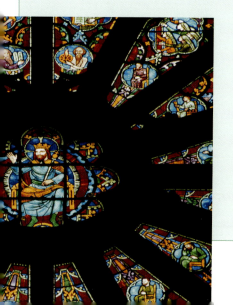

# ヒマラヤのシンギングボウル

ヒマラヤのシンギングボウルはボウル型の鐘で、マレット（スティック）で音を鳴らします。瞑想にシンギングボウルを使う文化を持つ国には、チベット・ネパール・モンゴル・シッキム・中国・インド・ブータンなどがあります。

## メリット

- 共鳴振動音が癒しをもたらす
- 肉体と感情をグラウンディングさせる
- 脳からα波が出るよう誘導する
- 心身をリラックスさせる

多くの文化では非常に音が尊ばれています。音から世界が生まれたと信じられているほどです。体のあらゆる原子・分子・細胞・腺と器官は1秒に8サイクルという周波数で振動し、音を吸収・発振しています。この周波数は地球の電磁界が持つ基本周波数なのです。科学的研究によって、音には自律神経系・免疫系・内分泌系に変化をもたらす力があることも証明されています。米国にあるストラング・コーネル癌予防センターのミッチェル・ゲイナー医師は、ガン患者の治療にシンギングボウルを利用しています。シンギングボウルを奏でてみれば、これもまたすばらしい瞑想行だと実感できるはずです。

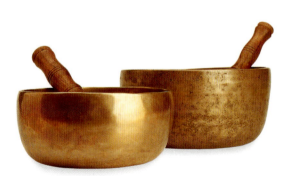

落ちつきとセンタリング

## 瞑 想

## 時

毎日同じ時間に、静かな場所で1人きりになってシンギングボウル瞑想を行います。

## 準備

ヒマラヤまたはチベットのシンギングボウルを買うか借ります。

## 手順

**1** シンギングボウルを用意してクッションかリラックスできるイスに座ります。しばらく両手でボウルを持ちます。その重さ・形・手触りを味わって下さい。

**2** ボウルが大きい場合は手のひらで支えます。小さいものは指先でバランスを取ります。音が濁るので側面には触れないように注意します。シンギングボウル用座布団に乗せて側に置いてもかまいません。

**3** 布巻きのマレットでボウルをたたきます。音色に耳を澄ませ、響きを感じて下さい。音が自然に鳴りやむのを待ちます。自分や生きとし生けるものすべての苦しみが音とともに消え失せるさまをイメージします。

**4** ボウルをたたくかわりに"歌わせる"こともできます。縁に木製マレットをあて、ごくゆっくりと均等な力で縁を擦っていきます。すると少しずつ響きが重なり、大きな音で鳴りだします。どこか具合が悪い場合は体がボウルの音色に同調するにつれて不調が癒されているさまをイメージして下さい。

瞑想のための手引き

# 星を見つめる

晴れた満天の星空ほど美しく心ふるえるものはありません。じっくりとその美しさにひたり、宇宙の広さとその中の自分の位置について瞑想しましょう。

### メリット

- 問題に見通しをもたらす
- 宇宙の広大さを実感できる
- 心身をリラックスさせる

## 瞑想

### 時

外に出ても快適な晴れた夜を選びます。

### 準備

肌ざわりのよい毛布か、角度を調節できる折りたたみ式の長イスを用意します。懐中電灯を持って、なるべく暗いところへ向かいます。できれば大通りや街のあかりから離れた田舎がよいでしょう。肌寒い時のためにジャケットも持参して下さい。

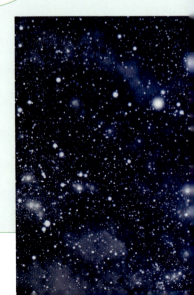

職場から家に、そしてまた職場へと戻る忙しい生活はまるでランニングマシーンに乗り続けているようです。休みを取って夜空の荘厳なまでの美しさを味わうことも大切です。空を見あげれば壮大な宇宙に自分がいかにちっぽけな存在かを実感することでしょう。想像もできない広大さを目の当たりにすると、払っていないガスの請求書もさほど気にならなくなり、仕事の不安は退いていき、追いたてられる毎日からもようやく心身が解放されるはずです。

　今度なにもかも手に負えないと感じる時があったら、夜を待って空を見あげましょう。誰も何もあなたを負かしたりできないのです。その瞬間に身をまかせ、宇宙の一角とその中にある森羅万象を感じましょう。

## 手順

1. 星の下で伸びをします。数分間深呼吸をして体をほぐします。

2. 頭上の星空に"身を投じ"ます。意識に浮かぶ思いや感情はひとまず受けいれ、そっと後にして先に進みます。好きなだけこの状態でいましょう。

3. 家に帰ったら、この体験や抱えている問題について気づいたこと、対処の方法について簡単な文章を書きとめておきましょう。

瞑想のための手引き

# 感情的な思考

**呼吸に集中して瞑想すると、思考や外部の刺激のみならず感情もあなたを脇道に引っぱりこもうとします。感情にもラベルをはると感情パターンを明らかにするのに役立ちます。**

### メリット

- どの感情が心を支配しているのかわかる
- ネガティブな感情から抜けだすのに役立つ
- 感情的なストレスを受けている時でも注意力や集中力を高める

　喜び・さみしさ・嫉妬・怒り・恨み・誇り・失望などの感情は外部の現実が原因になることも、自分の想念がきっかけになることもあります。感情があっても全然かまわないのですが、感情に人生を支配されるとなると問題です。瞑想中に浮かぶ感情を認めて確認すると、思いによってどんな風に自分が感情の嵐の中に巻きこまれていくかがわかります。

　たとえば呼吸に集中して瞑想していると親戚の顔が浮かんできて、彼に傷つけられたことを思い出したとします。相手のふるまいに怒りにふるえ、心臓は早鐘のように打ち、顔が赤らんで、瞑想していることを忘れてしまうかもしれません。この場合は感情のとりこになっているわけです。思考がどのように感情を生みだすかを知ると、どの感情でつまづいているかが分かってきます。

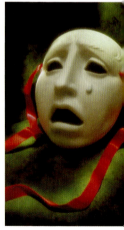

74

## 瞑想

### 時

呼吸に集中する瞑想のバリエーションです。朝と夜10分間行って下さい。

### 準備

できるだけ静かで快適な瞑想スペースを確保できるよう特に配慮します。瞑想のために腰を下ろしたら、気づいた感情を点検します。

### 手順

**1** 脚を組んでクッションに座ります。この時お尻が少し高くなるようにして下さい。脚を組んで座れない場合はイスに腰かけます。背筋はまっすぐに、肩は水平にして力を抜き、あごは床と平行にします。視線は下方に、前方約1mをながめます。両手はそっと膝の上に。

**2** 胸ではなく腹式呼吸で、鼻から普通に呼吸をします。姿勢をチェックし体で緊張している部分があったらリラックスさせます。

**3** 呼吸を数え始めます。10まで数えたらまた1から数え直します。想念がわくとどんな感情が起こるかをチェックします。"幸福"または"恐れ"などと感情にラベルをはって呼吸に注意を戻します。

**4** 瞑想中はどんな感情が浮かんでも受けいれて下さい。思考と同じく感情がどれほどはかないかを実感しましょう。

**5** この要領で1週間瞑想します。毎日の生活の中で、わいた感情に気づくようになっているでしょう。感情を受けいれやすくなり、感情に流されにくくなったはずです。

瞑想のための手引き

# 母なる地球

**今や多くの時間を自動車の中や屋内、舗装された路面や歩道ですごさざるをえません。時にはぜひ母なる地球と体を結ぶリンクを取りもどしましょう。**

### メリット

- 地球と体のリンクが取りもどせる
- 思考と感情をグラウンディングさせる
- 心身を活性化し、同時にリラックスさせる

足の下の土と草こそがあなたを母のように支え育む地球です。地球が食物と水を提供してくれるおかげで私たちは生きていけます。母なる地球と体のリンクを取りもどすと体力がついて心がリラックスします。それに森羅万象と自分の結びつきを強く感じるよううながされるでしょう。強いストレスと孤独感に悩む時は地球の"体"に裸足で立つととても高い癒し効果があります。弾力のある地面と足の指のあいだをくすぐる緑の草の心地よい感触が、頭からつま先まで全身を刺激します。同時に緊張がほどけて流れでていき、深いリラクゼーションを感じることでしょう。

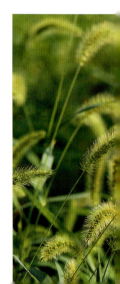

落ちつきとセンタリング

## 瞑 想

### 時

特に孤立感やさみしさ、愛されていないという思いを感じる時はいつでも。天気のよい日の日中に屋外で瞑想を行います。

### 準備

人や車が通る場所や騒音を避け、人目につかない草の多い場所を見つけます。

### 手順

1. 人通りのない草地に裸足で入ります。木陰から離れた平らな場所を見つけて立ちます。足を肩幅に開き、腕は力を抜いて脇にたらします。数分間穏やかに深呼吸をします。

2. 強力なエネルギーが背骨を上下に流れ、次に両脚に下りるさまをヴィジュアライズします。背骨と脚を上下するパワフルなこのエネルギーをそのまましばらく感じます。このエネルギーが長くなり、足から地面へ、そして地球の奥深くへと伸びていくさまをイメージして下さい。

3. 次に母なる地球の育みのエネルギーが足を通って脚、背骨へと上っていくようすをイメージします。体の中を流れるエネルギーが心身をリラックスさせ若返らせるのを感じて下さい。

4. 好きなだけこのエネルギーのやりとりを楽しみます。もう十分だと感じたら草の上に大の字に横たわりましょう。

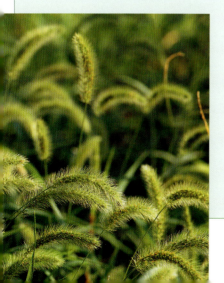

瞑想のための手引き

# 1日にあいさつを

朝は目覚ましのアラームで起き、急いでシャワーを浴び、身支度をととのえて朝食を取り、それから慌てて職場へ向かう、毎日このくり返しではありませんか。変化を起こしたいならアラームの時間を早めにセットして日の出とともに1日を始めましょう。日の出は母なる自然が日々示す希望、そして新たな始まりを迎える喜びです。

### メリット

- 過去を忘れて再スタートを切るのを後押しする
- 希望をふくらませる
- これから始まる1日のために落ちつきとセンタリングをもたらす

## 瞑 想

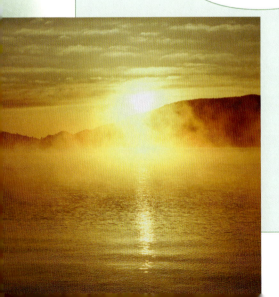

### 時

日の出に屋外で行います。

### 準備

イスかクッションを準備します。前夜におりた草露がつかないように体をくるむ毛布もあるとよいでしょう。あたたかい格好で。

日の出を見られるはずの時間帯にアラームをセットしていても、出勤の準備に忙しくてそれどころではない人が大半でしょう。その場合は週末にこの瞑想を行って下さい。夜空が白みはじめて小鳥たちがさえずりだすころ、太陽が昇る少し前にアラームをセットして下さい。

黙想を旨として生活するカトリックや仏教の僧と尼僧のほとんどが朝の3時か4時に1日を始めます。そして祈りと瞑想をもって最初にさす陽光を仰ぐのです。ネィティブアメリカンのラコタ族はワカンタンカ(ユダヤ教やキリスト教の神にあたります)の化身としてさし昇る太陽を迎えます。曙光にあいさつをするとすばらしい1日のスタートを切れます——自然のリズムと同調し、自分のスピリットに触れられるからです。

## 手順

1 東向きのスポットを見つけておき、日の出の直前に腰を下ろします。数回深呼吸をして楽な姿勢を取ります。

2 小鳥の声や動物が動く気配、足もとの地球と頭上の空に注意を向けます。自分自身のエネルギーを感じ、天と地が出会う地点が自分なのだと意識して下さい。

3 東の空が白んで夜が朝に世界を明け渡しはじめたら、心残りなことや後悔の念を手放します。やさしい気持ちで朝を迎え、自分と他の人にもやさしさを向けて下さい。過去の失敗を認めて新たな始まりを歓迎しましょう。

4 1日のスタートを切る準備ができるまで静かに黙想しましょう。

# チベットの夕日

落ちこんで人生に失望した時はこの瞑想を行って下さい。美しい夕日に晴れない気分を引き上げてもらいましょう。

## メリット

- 落ちこんだ気分をなぐさめる
- 苦しみと失望感を手放すのを助ける
- 動揺と不安を静める

## 瞑想

### 時

打ちのめされたり落ちこんだりした時は、1日のしめくくりにこの瞑想を行って下さい。

### 準備

晴れた日、日没がよく見える場所を見つけます。

### 手順

1. 夕日が沈む西を向いて立ちます。心の底から憂うつな気分と不安感にひたります。すべては一時のことという真理について黙想しましょう。うっかり犯してしまった手痛いミスや、いつ癒されるともわからない落ちこんだ気分さえもいつか過去のことになります。

2. 太陽が彼方に沈み始めたらつま先立ちになります。あらゆる心配・問題・失敗・ミスが没する太陽とともに沈んでいくさまをヴィジュアライズします。太陽がすっかり姿を隠すまでつま先で立ち続けて下さい。

落ちつきとセンタリング

　時にはどうしてこんなについていないのだろうという日があります。それも続けざまに悪いことが起こり、自分の失敗やミスに気づいて打ちのめされたり落ちこんだりすることもあるでしょう。そんな時は昔のチベットで行われていたこのユニークな瞑想で元気を取りもどして下さい。仏教徒はこの瞑想によって1日のよくないことを忘れ、よいことも悪いこともすべては続かないという真理について思いをめぐらせます。つま先立ちになるので文字どおり心が浮き立ちます。

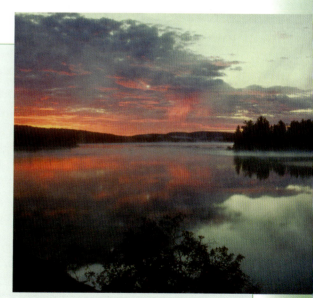

3 かかとを下ろして普通の姿勢に戻ります。あらゆる問題が日没とともに消え失せたところをイメージします。あとは現在と未来に気持ちを向けましょう。再生したエネルギーと自分や他の人すべてへの敬意をたずさえ、まっさらな状態から始める自分の姿をヴィジュアライズして下さい。

瞑想のための手引き

# 花のパワー

**花の美しさはたとえようもなく、また強力なインスピレーション源でもあります。花を対象に瞑想すると心が晴れて魂が休まります。**

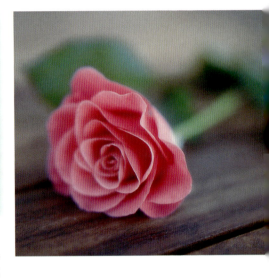

### メリット

- ストレス下にある時に鎮静効果をもたらす
- 自然の美に敏感になる
- 病気の時は癒しをうながす
- 悲しみにくれる心を慰める

　1本のバラ、アイリス、ユリ――どれも夢のような、心ふるえるまでの美しさを感じさせます。花は私たちの視線を一身に集め、ストレスで疲れきった心と体に元気を与え、そして静めてくれます。しかも圧倒的なまでの美しさに加え、意味とシンボリズムを豊富に備えています。キリスト教ではスイセンがキリストの復活を、スミレが聖母マリアを象徴します。預言者ムハンマドもスミレを自分の教えのシンボルとしました。スミレはペルセフォネと冥界とも結びつけられます――ペルセフォネはスミレの花畑を散歩していて死者の国の支配者ハデスにさらわれたのでした。

落ちつきとセンタリング

## 瞑想

### 時

病気と闘っている時、または愛する人を失ってつらい時に花の瞑想を行います。

### 準備

庭から花を1本つんでくるか店頭で1本買い求めます。花びんに生けたらテーブルの手前、目の高さからすぐ下に花がくるように置きます。

### 手順

1. イスかクッションに腰かけます。深呼吸をして不安や心にひっかかっていることをひとまず頭から追いだします。目の前の花に意識を集中して下さい。頭を空っぽにして普通に呼吸をします。

2. 花の比類ない美しさを味わいます。その匂いを吸いこみましょう。かぐわしい香りが体を満たし、悩んでいる病気や健康上の問題を癒すさまをヴィジュアライズして下さい。大切な相手を失って悲しみにくれている時は涙が流れるにまかせ、花の精にうちひしがれた心を慰めてもらいましょう。

3. 感情が落ちつき、呼吸が深くなって普通の状態に戻ったら瞑想を終えます。

　花が人間に強い影響力を持っているのはいうまでもありません。それもそのはず、はかない美しさが想像力をかきたて、そこにあるだけで心が高揚して癒されるのですから。これまで花にさほど注意を払わなかった人はぜひ瞑想の対象として心にとめるようにして下さい。

瞑想のための手引き

# センタリングの祈り

ほとんどの信仰では何らかの形でセンタリングのための祈りを行います。このセンタリングの祈りによる瞑想はキリスト教の伝統をベースにしたものです。

## メリット

- 神性と結びつく
- スピリチュアルな行に集中させる
- 物質主義を重んじる社会の風潮に抵抗する
- 感情のバランスを取る

## 瞑想

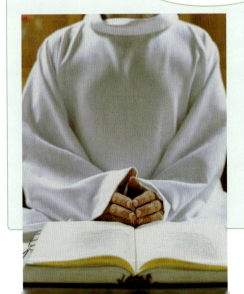

### 時

スピリチュアルな生活からかけはなれていると感じたらセンタリングの祈りを行って下さい。

### 準備

書店か図書館に行き、興味をひかれるスピリチュアルな内容の本を探して下さい。

落ちつきとセンタリング

　これはキリスト教の観想的な信仰で行われていた古代の祈り、特に14世紀の僧である十字架のヨハネと修道女アヴィラのテレサが記した『未知の雲』に基づくものです。この祈りは1970年代に3人のトラピスト会修道士、ウィリアム・メニンガーとバジル・ペニントン、トマス・キーティングによって以下のようなシンプルな形にまとめられました。

　センタリングの祈りは自分にとって神聖な1つの言葉に集中する瞑想がもとになっています。神または神性を自分のハートと人生に導き入れ、世俗的な世界にバランスと導きをもたらすのが目的です。

## 手順

1 まずインスピレーションを受けるスピリチュアルな本を読みます。読みすすみながら、心に響く言葉が目に入るのを待ちます。神・仏陀・イエス・愛・平和などがその例です。この神聖な言葉は神または神性をハートに招き入れて人生に組みこみたいというあなたの意志の表れです。

2 目を閉じて楽な姿勢で座り、その言葉を自分の中に取りこみます。雑念が湧いたり気が散ったりしたのに気づいたら、神聖な言葉に戻ります。この要領で20分間瞑想します。

3 祈りの最後に数分間目を閉じて黙想します。毎日の生活の中でセンタリングの祈りの効果を意識してみて下さい。

# 地球に平和を

世界のニュースの見出しに踊るのは戦争と紛争のことばかりです。現在の世界情勢にとまどい悲しく思う時はこの瞑想を行って下さい。

### メリット

- 恐怖と不安をやわらげる
- 身の回りと世界の平和を促進する
- 無力に感じるときにパワーをもたらす

　テレビとインターネットからは24時間速報が入ってきます。そのニュースの大半が暴力・戦争・衝突を報じるものです。とまどい、希望を失い、無力に感じるのも無理はないでしょう。無理に感情を押しこめても結局夜眠れなくなったり、ストレスにともなう問題として噴きだしてきたりするのです。身のまわりでも地球の裏側のことでも、争いがストレスの原因になっていると気づいたらこの瞑想を行って下さい。

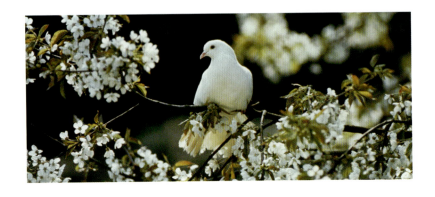

# 瞑 想

## 時

この瞑想は世界情勢に恐れを抱き、とまどい、希望をなくしたときに行います。

## 準備

数日間、新聞を読むかニュースに耳を傾けます。紙面やニュースに注意を向けることで浮かんできた恐怖心や不安を確認します。

## 手順

1. 自宅か屋外で静かな場所を見つけます。楽な態勢で腰を下ろします。姿勢は問いません。数分間深呼吸をして下さい。

2. 自分に影響している特定の争いについて考えます。敵対するグループのいずれかに肩入れするなどどちらか一方を支持しないようにします。どちらも侵略者であり、同時に踏みにじられて苦しんでいることを認識しましょう。

3. 関係するすべての存在の怒りと苦しみが癒されるように強く願います。自分自身もこの対象に含めて下さい。神・仏陀・クリシュナ・聖母マリア、または高次のパワーなど神聖な存在をヴィジュアライズしましょう。その存在から怒りや争いを静める癒しの白光が投げかけられ、体を満たして、自分が感じている怒りや恐怖も消していくさまをイメージして下さい。

4. 争っている人々にあなたのハートから光を送ります。戦いがおさまり平和な暮らしが始まろうとするさまをヴィジュアライズして下さい。これで十分と思ったら瞑想行を終えます。

# 感情の嵐

時には荒れ狂う感情のまっただ中に巻きこまれることもあるでしょう。怒りや嫉妬に体を乗っ取られたような気すらするのではないでしょうか。感情の嵐を静めるにはこの瞑想を行って下さい。

## メリット

- 怒りなどネガティブな感情を静める
- ネガティブな感情を癒して変容させる
- 自分と相手に対する思いやりをうながす

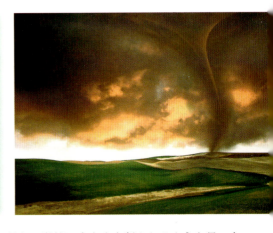

　家族や職場の事情のせいで怒りや激情に身も心も削られるような思いをしているなら、ぜひ瞑想がおすすめです。心を落ちつかせ、いくらか冷静になって事態や感情をとらえられるようになります。怒りを感じていても実は心の奥では傷ついているか、自己防衛に走っているか、またはうろたえているのかもしれません。怒りを静めるには、自分と、怒りを向けている相手に忍耐と思いやりをもって接するのが一番です。思いやりの化身である高次の存在に呼びかけると燃えさかる感情の炎もおさまり、もっとバランスが取れて愛にあふれた視点から状況を把握できるようになるでしょう。

## 瞑想

### 時

怒りや嫉妬に苦しんでいる時はこの瞑想を行って下さい。

### 準備

怒りの原因となった人物や状況から離れた静かな場所を見つけて下さい。最低15分間は邪魔が入らないようにしましょう。

### 手順

1. 背筋を伸ばし、リラックスして座ります。あまりに腹が立って体を起こしていられない場合はあおむけに横になって下さい。数回深呼吸して落ちつきを取りもどしてから自然な呼吸に戻ります。

2. 次に胸にある感情に意識を集中します。分析しようとせず、ひたすらその感情を感じることに集中しましょう。

3. 想像できるかぎり一番慈愛深く愛と思いやりにあふれた存在の顔をイメージします。それは神か仏陀、聖母マリアかもしれませんし、特定の師、またはその他の存在かもしれません。あなたの知らない存在ということもあるでしょう。聖霊の化身と考えてもよいですし、またはひたすら愛とおもいやりに満ちた存在と考えてもかまいません。

4. この存在のもとで数分ほどすごします。自分の怒りや激情、嫉妬についてうったえます。声に出しても心の中で語りかけてもかまいません。

5. 愛にあふれた存在にネガティブな感情を差しだして癒しと変容をもたらしてもらいます。数分間静かに座った状態を保ってから瞑想を終えましょう。

# 心を配る生き方

# 心を配る
# 生き方のための瞑想

　心を落ちつけて安定させることができたら、すみずみまで目と心を配れるようになる瞑想に挑戦する準備の完了です。心を配るための瞑想を行うと、どうすれば細かいところに気づき、また意識を広げられるかがわかってきます。

　目配りの練習は時間や場所を問わず行えますが、腰を落ちつけて瞑想すると毎日の生活の中で心を配る能力を高められます。職場ではもっとミーティングに集中し、プロジェクトもうまく仕上がり、気が散らなくなるでしょう。大切な相手に100パーセント向き合えれば人間関係も改善するはずです。

　今現在に心を配って生きると、生きるという経験が断然豊かになります。深紅のバラの目が覚めるような色から列車で乗りあわせた老婦人の繊細な顔まで、身のまわりのものすべてのパワーと力に気づきはじめるからです。あなたの世界は深まり、そして広がるでしょう。

　心配りは外界にのみ向けられるとは限りません。集中した瞑想によってあなたの中に果てしなく広がる景観を探り、あなたの精神・体・感情をさらに理解することも可能です。精神的・感情的な癖とパターンを見いだせれば、それが有益か否かもわかってくるはずです。

最初の瞑想"半分入ったコップ"を行うと自分が当たり前と思っているものに感謝できるようになります。"モンキーマインド"と"今考えていること"は自分の思考に気を配るのに役立ちます。"体を忘れずに"はあなたと体を結びつけ直し、"決めつける態度"は人や物に対する3つの基本的な態度に気づく効果があります。偏見や決めつけを持たずに認識を深めたい時は"秋の葉"を試して下さい。十二分に注意を向けて耳を傾けるにはどうすればよいかを知るには"進んで耳を傾ける"を行いましょう。"おいしい瞑想"と"熟したフルーツ"はセンシュアルな意識を教えてくれます。体の微妙な感覚を体験したければ"鼓動の中に"がおすすめです。

　"感情に心を配る"はその名の通りです。"皿洗い"と"ショッピング"はこの2つの行為の感じ方を永久に変えてしまうでしょう。ついお金を使ってしまって困っているなら"思いやりある消費"が慎重な買いものに役立ちます。"今だけ"は今現在を強く実感させます。2つ以上の作業を同時にこなすストレスは"1度に1つ"で解消しましょう。"その目に映るもの"はパートナーに対する心配りを教えてくれます。"メディアモニター"と"宇宙遊泳"は現実逃避傾向がある人に。そして最後、おそらく一番重要な瞑想が"人生は短い"です。貴重な一瞬一瞬に気を配る意欲をもたらしてくれるでしょう。

瞑想のための手引き

# 半分入ったコップ

私たちはいつのまにか今持っているものを当たりまえのように思い、そのうち不満に感じてしまいます。恵まれていることをじっくり考えると、心の態度と生活が変わってきます。

### メリット

- いつのまにかたまった不満を解消する
- 恵まれていることにもっと気づくようになる
- 今現在にとどまる効果がある

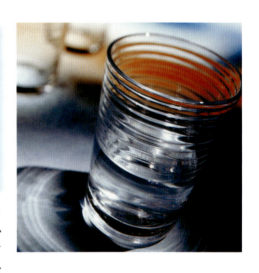

まだまだ足りない、もっと上がある、そんな風にけしかける風潮にそそのかされてはいつしか不満を抱えこむのも無理はないでしょう。もっと幸福になるカギとして、新車やもっと素敵なお相手、新しいタオル、別の引っ越し先にこだわってはいませんか。しかし、いつも"コップに半分しか水がない"と思っているとつまらない人生になります。未来にばかり向いていれば人生の今この時を十分生きていないことになるのです。毎日感謝の瞑想をすることで不満が減り、今の生活に対する満足度が増します。幸せとは結局心の状態なのだということがわかるでしょう。

## 瞑 想

### 時

自分が持っていない何かを欲しくてたまらない時に行います。

### 準備

自分のもとにないもので欲しいものをすべて書き出します。次に感謝していることを10項目書き出します。

### 手順

1 邪魔が入らない場所で1人きりになれる時間を取ります。リラックスして座ります。どんな姿勢でもかまいません。準備にあるエクササイズを行ったらリストアップした10の項目を読み直します。

2 リストアップした項目1つひとつに心から感謝します。健康に感謝している場合は幸運をありがたく思いましょう。どんな状態でも自動車がある人は移動手段があることに心から感謝して下さい。パートナーがいる人は相手の長所について考え、自分の人生の一部として関わってくれることに感謝しましょう。

3 リストの項目すべてについて感謝し終わったら、静かに座ったまま自分・神・世界、思いついた人物や物に対して、与えられた幸運を感謝します。自分が恵まれていることについて毎日意識し感謝することを心に決めましょう。

# モンキーマインド

**目が覚めている限りいつも何かを考えているはずです。枝から枝へ飛び移るサルのように、思考はある考えから別の考えへとジャンプし続けます。これは今考えていることをもっと心にとめる効果のある瞑想です。**

### メリット

- 思考にもっと気を配ることを学べる
- 思考プロセスがいかに気まぐれかわかる
- 注意力や集中力を高める

　店や職場へ車を走らせているあいだに考えこみ、いつのまにか駐車場に車を入れている自分にハッと気づいた経験はありませんか。運転中、数えきれないほどの考えやイメージ、気持ちが頭をよぎったはずです。考えが感情を呼び起こし、それがまたほかの考えに結びつくこともあったでしょう。まるで車が自動運転になっていて勝手に動いたように思えるくらいです。

　この瞑想は自分の思考そのものと、考えから考えへと次々にジャンプする思考の性質をよく見つめられるように構成されています。今考えていることをもっと心にとめる効果があるため、これと決めた課題や仕事に注意し集中できるようになります。

心を配る生き方

## 瞑 想

### 時

考えがまとまらない、なかなか集中できないなど気が散る状態が続いている場合に役立つ瞑想です。

### 準備

この瞑想を行う前に、車を運転しながらまたはバスや電車に乗りながら数日間思考を観察して下さい。次々とジャンプしていく思考に気づくはずです。手元に鉛筆と紙を用意して見まもってみましょう。時間や場所を問わず行えます。きちんと瞑想をする姿勢でひとり座って行ってももちろんかまいません。

### 手順

1 この瞑想に集中するきっかけとして数回深呼吸をします。すぐに思考の観察を始めます。どれほど目まぐるしく、とぎれることなくあるアイディア・気持ち・考えから次へとジャンプするか気づくでしょう。

2 数分前にさかのぼり、何を考えていたか思いだしてみます。どういう経緯で今考えていることに至ったかをたどって下さい。

3 60秒間時計を見ます。そのあいだ、考えが変わったらそのたびに鉛筆でチェックマークを書きます。

4 毎日の生活にこの"モンキーマインド"という意識を新たに取りいれます。思考にはまりこんで迷うのではなく、今考えていることに意識を集中するように心がけて下さい。

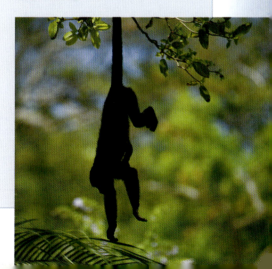

瞑想のための手引き

# 今考えていること

**呼吸による瞑想をしながら思考の内容に注目すると、考え方のパターンを探りあて、思考プロセスにもっと注意を払うようになる効果があります。**

### メリット

- 自分の思考パターンに注意を払うようになる
- 不安や心配ごとに見通しがつく
- ネガティブな思考パターンを見いだして変える効果がある

　呼吸による瞑想の最中に浮かぶ考えに注意を払うと、自分のことが色々とわかってきます。感情や知性のどこで"行きづまって"いるかが確認できるのです。そのうち頭の中の"決まりきった型"が見えてきます。それは本当にパートナーに愛されているのかどうかという不安、または上司の自分に対する態度への怒りかもしれません。くり返し浮かぶ考えの内容にラベルをはると、自分が何を考えるかが見通せるようになります。その結果、決めつける傾向や心配性などネガティブまたは不健康なパターンを変えることができます。

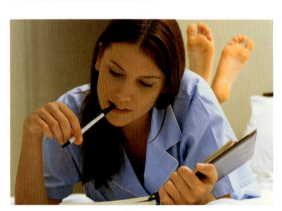

心を配る生き方

## 瞑 想

## 時

呼吸に集中する瞑想のバリエーションです。朝と夜10分間行って下さい。

## 準備

自宅で邪魔が入らない静かな場所を見つけます。始める前に、自分の思考にパターンがあるかどうか、くり返し心に浮かぶ思いがないかどうかを考えてみます。お金について心配している人もいるでしょう。理想的な性的パートナーについてしょっちゅう空想していないでしょうか。昔傷つけられた相手にどうやって仕返しをしようかと考えて時間を過ごしてはいませんか。

## 手順

1 脚を組んでクッションに座ります。この時お尻が少し高くなるようにして下さい。脚を組んで座れない場合はイスに腰かけます。背筋はまっすぐに、肩は水平にして力を抜き、あごは床と平行にします。視線は下方に、前方約1mをながめます。両手はそっと膝の上に。

2 胸ではなく腹式呼吸で、鼻から普通に呼吸をします。姿勢をチェックし体で緊張している部分があったらリラックスさせます。

3 呼吸を数えます。10まで数えたらまた1から数え直します。雑念が湧いたらその内容を心にとめます。たとえば金銭的な問題について考えたら"金銭についての心配"と心の中で書きとめ、ふたたび呼吸を数えます。

4 10分ほど瞑想します。行の最後にどんな考えが浮かんだかを書きとめます。これを1週間続け、くり返し現れるパターンがないかどうかチェックします。何か、または誰かについての考え方が変わったかどうかも確認してみましょう。

瞑想のための手引き

# 体を忘れずに

**体に感じる感覚に注意して瞑想すると、もっと体を意識できるようになります。体から心が引き離されている場合、この瞑想が体とのリンクを結び直すのに役立ちます。**

### メリット

- 体をもっと意識できるようになる
- 体と心のバランスを整える
- 肉体と精神の症状の関連を明らかにする

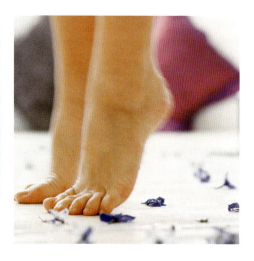

　あなたは首から上の部分だけを意識している人の1人でしょうか。体がどう感じているか普段は気にもしていないのではありませんか。筋肉の痛み・肌に触れる衣服の感触・肩こりなど体に感じる感覚を意識して肉体との結びつきを取りもどすと自分の感情がよくわかるようになりますし、肉体的な健康を向上させるコンディション作りにも役立ちます。怒ると歯を食いしばるとか、怖いとほとんど息が止まるなど、自分の癖はなかなかわからないものです。いつも猫背なのに気づいてすらいないかもしれません。体の感覚を心にとめるようにすれば次第に心身両方の健康増進効果が出てきます。

心を配る生き方

## 瞑想

### 時

体との結びつきが切れたと感じたら、体を意識するこの瞑想を行って下さい。

### 準備

瞑想の前にベッドか床で体を伸ばします。つま先から頭頂部までスキャンして、体に感じる感覚や緊張した部分を見つけます。

### 手順

1 クッションかイスに座ります。リラックスしつつ背筋をできるだけまっすぐ伸ばして下さい。呼吸を見つめて心を静めます。

2 呼吸に集中させていた意識を体の別の部分に移します。首や膝など感覚を覚えやすいスポットを選びましょう。意識をすべてそのスポットに集中させます。そこに覚えた感覚に溶けこみます。快い、または不快などと判断を下さずに感覚を見まもります。

3 その感覚は"緊張"ですか、それとも"ヒリヒリする感じ"、または"チクチクする感じ"でしょうか。いくつもの感覚の組みあわせでしょうか。時間がたつにつれて変化しますか。そのままそこに意識を集中し続けましょう。思考が割りこんできたらそのスポットに意識を戻して下さい。

4 さらに別の部分に意識を移して同じエクササイズをくり返してもよいでしょう。これで十分と感じたら瞑想を終えます。体を意識するこの感覚を毎日の生活に取りいれるよう心がけて下さい。

瞑想のための手引き

# 決めつける態度

出会った人や物への態度といえば、"好き"、"嫌い"、"無関心"のどれかでしょう。瞑想によって自分の態度に気づくと、ぐっと心のバランスが整って安定します。

### メリット

- 心の平和と落ちつきが増す
- 人生の浮き沈みに対応しやすくなる
- 時がたつにつれすべては変わることを思いだささせる

　よく考えずに何でも3つのカテゴリーに分類する癖があると、結局心身が疲れて苦しむことになります。それにあくまで意見を変えないでいては、すべては流転するという真理にそむくことになります。オープンな感覚と受容性を養えば、人生につきものの苦難を巧みに、そしてしなやかに切りぬけられるようになるでしょう。

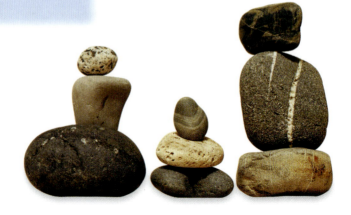

心を配る生き方

## 瞑 想

## 時

他の人に対して特に決めつけが激しかったり自己中心的にふるまっていると感じたらこの瞑想を行って下さい。

## 準備

この瞑想を行う数日前から、自分が経験や出会う人をどんな風に"好き"、"嫌い"、"どちらでもない"の3つのカテゴリーに分類するか観察しておきます。

## 手順

1. 屋内で1人になれる静かな場所を見つけます。クッションか背もたれがまっすぐなイスに座ります。物・状況・人などこの瞑想行で意識を集中する対象を1つ選び、その鮮明で細かいイメージを作り上げます。

2. 瞑想しながら感情が浮かぶにまかせ、自分の意見を注意深くチェックします。ネガティブな意見を抑圧したり、こうあるべきだという方向に変えたりしないようにします。どんな意見であっても判断を加えずに受けいれて下さい。

3. いくつか自分に質問をしてさらに意見を掘り下げます。その物や人について、昔からそんな風に感じていましたか。なぜそんな風に感じるようになったのでしょう。どうしたら意見を変えられるでしょうか。この時、体に感じる感覚もチェックして下さい。

4. 意見について理解を深めたら、今感じていることは今日限りのことと心に刻みつけます。わだかまりのない態度を養うように心がけましょう——つまり決めつけを一切しないということです。あらゆるものと同じく、意見もいつか変わるのです。

# 秋の葉

だれでも偏見や決めつけを持たずにものごとを受けとめるのは難しいものです。困ったことに、レッテルをはったり決めつけたりするとこの世界をじかに経験することができなくなります。これは気づきをうながすシンプルな瞑想で、もっと深く楽しく自然を感じられるようになります。

### メリット

- 自然を深く体験できる
- センシュアルな感覚を強める
- リラクゼーションをうながしあらゆる生命と結びついている感覚を高める

　21世紀の今、実際にアウトドアにでかけていくのではなくテレビや本で自然を体験するほうが多いのではないでしょうか。この場合すでに何らかの解釈が加えられているため、分類や決めつけ——"一番素敵なレジャースポット","世にも珍しい花","賞を獲得したトマト"など——が生まれます。頭で自然を分析するのではなく、折にふれて本物の自然の中に帰って直接自然を体験しましょう。

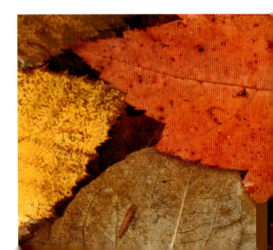

# 瞑想

## 時

この瞑想は自然から引き離され、じかに世界を体験できないと感じる時に行って下さい。

## 準備

散歩できる公園か森を見つけます。できれば木々の葉が色づき始める秋がおすすめです。

## 手順

1. 呼吸に集中しながら公園か森の中をしばらく歩きます。頭の中を空っぽにして下さい。

2. 足を止めて落ち葉を拾い、手に持ちます。その葉に何らかの判断を加えていないかどうかチェックします——外観・大きさ・色について判断していませんか。拾わなかった他の葉と比べてはいないでしょうか。その葉についての考えや判断を手放すようにして下さい。

3. 火星人になったつもりで、生まれて初めての体験のようにひたすら葉に見入ります。得もいわれぬ形と色、中央から広がる細く繊細な葉脈に注目します。虫食いや枯れてあいた穴があったらそれも同じく美しく完璧なのだと感じて下さい。

4. こんな風にして葉と時間を過ごします。葉に対するこの感じ方を生活全般に取りいれます。肩の力が抜け、充足感が増し、身のまわりの美しさに敏感になるはずです。

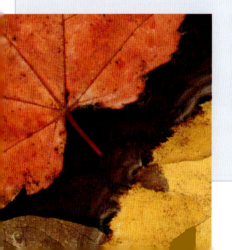

# 進んで耳を傾ける

ニューヨーカーは話すか話すチャンスをうかがうだけといわれています。もちろん冗談なのですが、あながち嘘ともいえません。これは心をこめて相手の話に耳を傾けられるようになる瞑想です。

## メリット

- 心をこめて耳を傾けられるようになる
- 感情を移入する能力が高まる
- 身勝手さが減る

## 瞑 想

### 時

この瞑想は他の人とのコミュニケーションがうまく取れない時に行って下さい。

### 準備

もっとコミュニケーションを取りたい人を選びます。会う前に心の目でその人をヴィジュアライズして下さい。その人も自分と同じなのだと思いをめぐらせて下さい——幸せになりたくて苦しみは避けたい、それだけなのです。

### 手順

1. 対象に決めた人と会うことになったら、自分と相手の2人だけで話せる状況を作ります。あなたから質問を投げかけましょう。

2. 返事が返ってきたら、何をいうつもりか予想したり、どう応答しようかと考えたりしないように努めます。相手が語ることに心から耳を傾けます——声・感情・ボディランゲージを読み取りましょう。判断を下し

心を配る生き方

　他の人を遠ざけ、クッションに座ってするのが瞑想だとは限りません。オフィスでも、家族と一緒でも、その気になれば銀行の窓口でも、どんな状況でも瞑想はできますし、注意と意識を向けるすべを学ぶことができます。

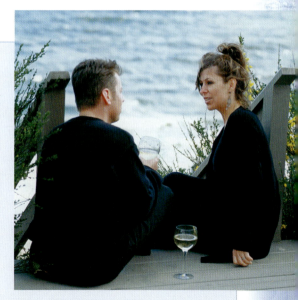

たり自分の立場や意見を投影したりせずに相手が伝えたいことに集中します。

3 こんな風に共感しながら相手の話に注意を向けると断然多くの情報が耳に入ってきます。これによって相手との関係も向上するでしょう。

瞑想のための手引き

# おいしい瞑想

**調達するのもファーストフードなら、食べるのも大急ぎ！ そんなことが続いたらペースダウンして食事にちゃんと注意を払い、じっくりと味わいましょう。**

### メリット

- 心を配った意識的な食事ができるようになる
- ヘルシーな食生活に切りかえるよううながされる
- 味覚が鋭くなる

ゆっくりと心を配りながら食事をすると食べる喜びが増します。じっくり味わえるのはもちろん、意識しながら食べることで食生活も健康志向になります。

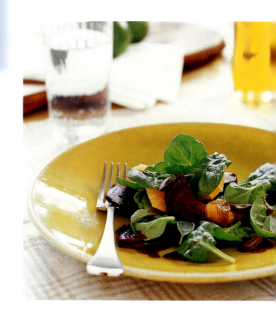

心を配る生き方

## 瞑 想

### 時

自宅で食事をする時ならばいつでもこの瞑想を行うことができます。

### 準備

ヘルシーでバランスの取れた食事を用意します。

### 手順

1 料理や食器を全部テーブルの上に準備してから食卓につきます。すぐに食事を口に運ぶのは禁物です。時間をかけてリラックスし、気持ちを落ちつかせます。意識して食べることでもっと健康的になることを心を決めて下さい。これから口にする食物に感謝を表しましょう。

2 箸かフォークを手に取り、一口分を含みます。箸をテーブルに戻していねいによくかみましょう。舌ざわりや歯ざわり、のみこむ時に喉に感じる感覚に集中します。味を意識してみましょう。甘い、しょっぱい、酸っぱい、苦いですか、スパイスやハーブで風味づけされていますか。普通は複数の感覚の組みあわせを感じるでしょう。

3 最初の一口の味覚を十二分に味わったら箸を手にとってもう一口食べます。どんな思いが浮かぶか見まもって下さい。あまりにゆっくりしたペースにいらだちますか。最初の一口をのみこまないうちから次の一口を待っていませんか。お腹がいっぱいになった後も食べていないでしょうか。

4 食に関係する先入観をすべて手ばなすようにし、生まれて初めて食事をするようにひたすら食材の味を味わいます。この後も意識しながら毎日の食事をするように心がけて下さい。

# 熟したフルーツ

イタリアで始まったスローフード運動は、料理と食事を五感で感じる楽しさを取りもどし、質のよい食材を使おうと提唱する動きです。この瞑想を行うと敏感に感覚を感じるようになる効果があります。

## メリット

- 五感が敏感になる
- 心を配りながら食事をするようになる
- 喜びが増す

## 瞑想

### 時

不健康な食生活がしばらく続いた時、または身のまわりに喜びや楽しみがないと感じる時に。

### 準備

できれば農作物を直売りするマーケットに行き、有機栽培の熟したフルーツを買い求めます。プラム、リンゴ、ナシ、きれいなイチゴ、何でもかまいません。おいしそうと思わず喉が鳴るものを選んで下さい。

### 手順

1. きれいな皿にフルーツを乗せてダイニングテーブルに置き、席につきます。

2. しばらくのあいだフルーツをながめます。色・形・質感を注意して見て下さい。プラムなら美しい紫の皮を見つめましょう。イチゴなら表面の小さな種に注目して下さい。手にとってじっくり観察します。鼻に近づけてかぐわしい香も吸いこみます。

心を配る生き方

　農薬やワックス、消毒液がかけられていない自然のままのオーガニックな熟したフルーツは、香りも見た目も味も本当に快いものです。ゆっくりと意識しながら食べると喜びが湧き、生活のあらゆる面でもっと五感に注意を払うきっかけになるでしょう。

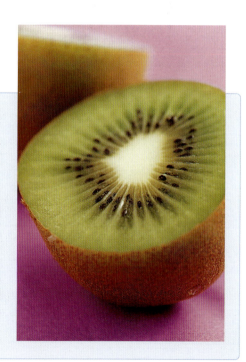

**3** 次に目を閉じてゆっくり最初の一口を食べます。口の中でフルーツの味が広がるのにまかせましょう。ごくゆっくりとかんで果肉と果汁を味わいます。この要領でフルーツを食べていって下さい。

**4** 全部食べおわったら後味に注意を向けます。静かに座って五感を心地よく満たすすばらしい体験に感謝を表しましょう。

瞑想のための手引き

# 鼓動の中に

**心臓の鼓動など体の微妙な感覚に集中して瞑想すれば、日々のいとなみの中で体をもっと意識するようになります。体と身のまわりに気を配ることで今現在にしっかり根を下ろす効果もあります。**

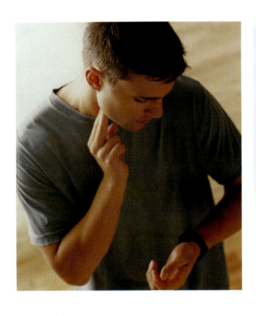

### メリット

- 体の感覚に対する意識を深める
- 体と命に感謝できるよう後押しする
- 今現在に生きるよううながす

あなたの心臓は本当に働き者です。きちんとした食事を取り時々運動していれば、何も求めず仕事にいそしみ今日も明日もあなたの命を維持してくれます。精妙な鼓動に注意を向けると自分自身をもっとケアしようという気持ちが湧いてきます。

心を配る生き方

## 瞑 想

## 時

週に1回、最低20分間邪魔が入らない時間が取れる時、鼓動に集中して瞑想します。

## 準備

この瞑想にとりかかるしばらく前にp.100〜101の"体を忘れずに"を行って下さい。

## 手順

1 騒音などの邪魔が入らない静かな場所で、クッションか背もたれがまっすぐなイスに座ります。数分間呼吸に集中します。

2 鼓動を感じられる体のスポットを探します。胸・首・手首など脈が感じられる部分ならどこでもかまいません。しばらくこのスポットに集中しましょう。

3 全身の静脈と動脈に意識を広げ、心臓を通って体の各部へとめぐる血液を感じて下さい。心臓の鼓動が早くなるか遅くなるかにも注意を向けます。雑念が湧いたら意識をつかまえて鼓動に戻します。

4 もう十分と感じたら瞑想を終えます。すばらしい体と、来る日も来る日も誠実に働いてくれる心臓を持っていることに感謝を表しましょう。できるだけ体を大切にしようと心に決めて下さい。

# 感情に心を配る

"落ちつきとセンタリング"の後半では、感情に向きあい、感情にラベルをはって呼吸に意識を戻す方法を学びました。ここでは実際に感情の状態に集中して瞑想します。

### メリット

- 感情は移り変わるものだと認識できるよううながす
- 感情を受けいれられるようになる
- 感情と一体化しないようにする効果がある

よくある感情の状態には喜び・さみしさ・嫉妬・怒り・恨み・興奮・プライド・憂うつなどがあります。誰でも生きていればこんな感情を覚えることがあるでしょう。時には自分自身の感じ方から感情が生じる場合もあります。誰かを好きでしょうがない場合、その相手が他の人に気を取られたらきっと嫉妬を感じるでしょう。どうも好きになれない人がいたら怒りを覚えるはずです。しかし感情を持つのが悪いわけではありません。人間は感情的な生きものだからです。ただし怒りと融合してしまうと問題なのです。"私は怒っている"ではなく"怒りがある"といってみて下さい。感情が爆発してあなたの人格を乗っとるのを防ぐ効果があります。感情に心を配ると、感情を受けいれてコントロール下に置く効果があります。

心を配る生き方

# 瞑 想

## 時

感情にのみこまれそうな時または感情をコントロールできない時は、感情に心を配るこの瞑想を20分間行って下さい。

## 準備

この瞑想にとりかかるしばらく前にp.74〜75の"感情的な思考"を行って下さい。

## 手順

**1** クッションかイスに楽な姿勢で座ります。今この瞬間に感じているあらゆる感情に意識を向けます。楽しい・悲しい・落ちこんでいる・怒っている・混乱している・恐れている——どんな風に感じていますか。

**2** 一番強い感情を第三者的にチェックします。この時感情と同化しないように心がけます。不愉快に感じたらそれも受けいれます。こんな感情は持つべきじゃないと思ったらそれもそのままにします。どんな思いも進んで受けいれ、判断を加えないようにして下さい。

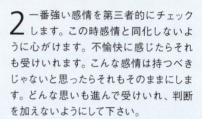

**3** 怒りや悲しみ、その他今覚えているさまざまな感情を体のどこで感じるかチェックします。その感情の状態にともなって頭に浮かぶイメージは何でしょうか。感情をよく検討し、どんな影響を受けているか考えてみます。

**4** 自分と感情は一体ではないこと、感情は移り変わる一時的なものであることを心にとめます。毎日の生活にこの感情を意識する態度を取りいれて下さい。

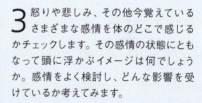

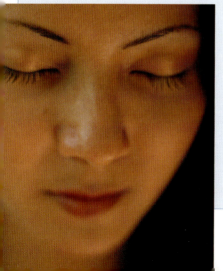

瞑想のための手引き

# 皿洗い

皿洗いが瞑想になるなんてと思いますか？
禅の思想を取りこめば、どんな作業でも意識と注意を一点に集中して行えるようになります。

## メリット

- 今していることに注意と意識を集中できるようになる
- いつもの雑用をスピリチュアルな行に変えられる
- 日常の中で心を配るようになる

## 瞑 想

### 時

食事の後、お皿を洗う時に。

### 準備

おいしく食事をして洗いものを作りましょう。テーブルを片づけて食べ残しをこそげ落とします。シンクに洗剤を入れたお湯をはります。タワシかスポンジを準備します。袖もまくりましょう。

### 手順

1. 1人でお皿を洗えるようにキッチンからみんなを閉めだしてしまいましょう。

2. おちついて1枚目のお皿を取りあげて洗い始めます。そのお皿とシンクだけに集中します。雑念が湧いたら今行っている作業に注意を戻します。お皿がきれいになったら、心をこめてゆっくりと水切りかごに入れます。続けて次のお皿を取りあげて同様にします。

心を配る生き方

　最初は脇目もふらず皿洗いにじっと集中するのは難しいかもしれません。お皿を洗いながら他のことを考えたりBGMとして流しているラジオを聞いたりするのに慣れているのが普通で、きっと退屈に感じるでしょう。そんな退屈を乗りこえられたら心をこめる喜びを手にできます。

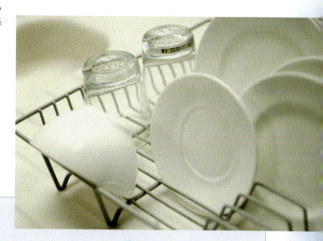

3 心がさまよいだすかもしれませんが、今現在と手もとの作業に集中するようにして下さい。お湯の動きや洗剤の泡、お皿をすすぐ時のお湯の心地よいぬくもりを意識しましょう。お皿・コップ・なべにも注意を払います。生まれて初めてお皿を洗うような気持ちで取り組んで下さい。

4 いつもよりはるかに時間がかかっても、1つひとつこんな風にていねいに洗って下さい。ちょっと大げさですが、このレベルの注意とこまやかな意識をすべての動作に向けるようにします。いつも注意をそらさず心をこめましょう。こんな風に毎日を送れば肩の力が抜けて心が穏やかになるはずです。

瞑想のための手引き

# ショッピング

ショッピング中に瞑想することも可能です。自分が物に何を投影しているかに気づくよい機会になります。

### メリット

- 物を手に入れても幸せにならないことを示す
- 買いものをする動機を意識するようになる
- 買いもの依存症を軽くする

　今持っていない何かさえ手に入ればずっと幸せが続くと思うのも無理はありません。"この車を買えばまさにパワー全開！""このスーツを着れば一夜にして社長気分！"などとCMがくり返しうたいつづけるのですから。この手の宣伝にはつい乗ってしまいそうになります。誰でも何かしら心の傷を抱えていて外部の何かがその痛みを取りのぞいてくれると信じたいのです。でも、もうそろそろ自分で問題解決をはかってもよいのではないでしょうか。

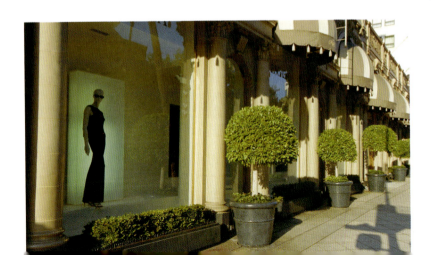

心を配る生き方

## 瞑 想

## 時

これを買ったら幸せになれるはずと買いものばかりしている時はこの瞑想を行って下さい。

## 準備

お金やクレジットカードを家に置いて、1人でショッピングセンターにでかけます。店に行くのは瞑想が目的です。

## 手順

1 立ち並ぶお店のわきを通りながら、欲しいものをチェックします。そのドレス・ジャケット・車を欲しい理由を自分に問いかけます。もっと見栄えがするからでしょうか。あなたのセクシー度や魅力がアップするからですか。そのジャケットを買って着たら、他の人の目にどう映るでしょうか。そのジャケットにどんな性質やパワーを投影していますか。

2 どうしても欲しくて買った一番新しいものを思いだします。それについて今どう感じていますか。望んでいたものを全部もたらしてくれましたか。欲しくてたまらなかったはずなのに、今はクローゼットにうもれているか見向きもしないのではないでしょうか。

3 外界のものや経験は本質的にすべてはかなく不確実なもので、必ず変化し消滅していくものだという事実をかみしめます。決して本当の幸せをもたらすことはありませんし、劣等感・さみしさ・無力感を癒すこともありません。

4 この要領で買いたい物すべての価値を判断します。今手もとにあるものについてはあるがままの状態を楽しみ、本来の価値以上のことを投影しないようにしましょう。

瞑想のための手引き

# 思いやりある消費

**地球全体と未来の子どもたちのために、何を買うか、豊かな生活を送る代償としてどんな資源を消費しているかを意識するのはとても重要なことです。**

　これは分析を加える瞑想です。あるトピックを選んで瞑想し、気づいたことを毎日の生活に取りいれるのが目的です。瞑想後に後ろめたく感じる必

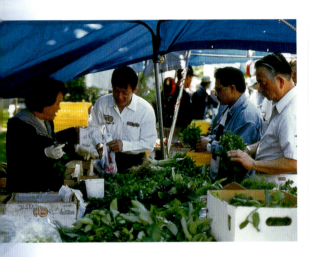

## メリット

- ありとあらゆるものは持ちつ持たれつであることを思いださせる
- 分別のない消費を防ぐ
- 地球のために、なるべく害の少ない製品を買うようになる

要はありませんし、以下の行を行ったからといって何の"義務"も生じません。自分が世界のすべてとたがいに結びついている事実をもっと意識するだけで、何かを消費する時は必ず思いやりのある選択ができるようになるはずです。

## 瞑想

## 時

買いものや浪費ばかりして自分が抑えられないと感じたらこの分析を加える瞑想を行います。

## 準備

ここ6ヵ月で何にお金を使ったかを大まかに書き出します。車のガソリンなどエネルギー資源についての支出も忘れずに。

## 手順

1 1人になってクッションかイスに座ります。生きとし生けるものすべて、頭上の空、足もとの地球、岩、水、木々、植物と結びついている自分の姿をヴィジュアライズします。たがいに支えあい結びつきあう感覚を心に刻みます。

2 何かを消費すると必ず地球の生命すべてに影響が及ぶ事実をイメージします。車にガソリンを満タンにする自分をヴィジュアライズして下さい。あなたの車の燃料を作るために石油を採掘し、精製している人々に思いをはせてください。石油は限りある資源であり、自動車の排気ガスは大気を汚染します。

3 あなたが口にする食物を育て、輸送し、包装する作業に関わる人々すべてについて考えます。作物の栽培のためにおそらく使われた農薬や肥料、それらが地球にどんな影響を与えるかについて思いをはせます。

4 着ている安価なTシャツについて考えます。もしかしたら第三世界の人々が長時間、しかも極端な低賃金で働いて作ったものかもしれないと思いをめぐらせます。

5 自分が何かを消費することで地球が受ける影響を意識する習慣を毎日の生活にも取りいれます。買いものをする際は配慮ある選択をするように心がけます。

瞑想のための手引き

# 今だけ

**確実な未来はありませんし、過去は過ぎ去ったものです。残っているのは今だけです。今現在に注意を払えばもっと幸せで豊かな、しかも充実した生活を送れるでしょう。**

## メリット

- 心配と不安をやわらげる
- 幸福感が増す
- 今この瞬間を十分に生きられるようになる

今この瞬間を生きるということは、人生をもっと存分に味わうということです。身のまわりには五感を快く刺激するものがあふれています。それを感じとれれば人生の味わいが広がり豊かさも増すでしょう。昔受けた傷をくり返し思いだしたり、ことあるごとに明日のミーティングの発言を考えたりしていては今現在を十二分に生きられなくなってしまいます。事実、今現在が存在するすべてで、手もとにあるすべてなのです。

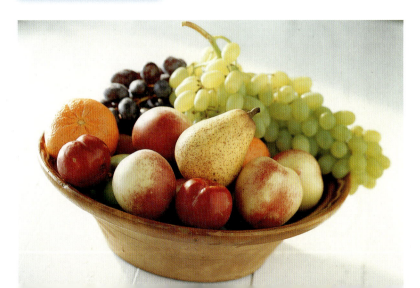

# 瞑想

## 時

友人・家族・同僚との昔のやりとりをくり返し思いだして堂々めぐりになっていると感じる時、明日・来週・来年に何が起こるかといつも心配している時に。

## 準備

どれくらい思考が過去や未来に飛ぶか、1日かけて記録してみましょう。

## 手順

**1** クッションかイスに座り、背筋を伸ばします。数分間呼吸に集中してセンタリングします。雑念が湧いたら未来または過去に関するものかどうかをチェックして現在に意識を戻します。

**2** 周囲から五感が感じとるもの、体の感覚や感情に集中して現在にとどまります。体に触れる衣服、空気の温度、耳に入ってくる音、口内に感じる味を意識します。悲しさ・さみしさ・不安などを感じますか。

**3** 力を抜いて周囲に心を開き身をゆだねます。このままの自分、欠点もいいところもあるありのままの自分でいればよいのだと自分にいいきかせます。どんな問題を抱えていても心配する必要はありません。過去に何があっても忘れることができます。今この瞬間が豊かになり、もっと鮮明に生き生きと感じられてくるはずです。今現在のすばらしさを吸いこんで下さい。

**4** このように、日常生活でもずっと今この瞬間に生きるよう心がけて下さい。

瞑想のための手引き

# 1度に1つ

時間管理の専門家は同時にいくつかの仕事をこなすようすすめています。しかし長い目で見るとストレスがたまりますし、実は効率もよくありません。1度に1つの仕事に集中するようにし、心をこめて行いましょう。

### メリット

- もっと肩の力を抜いて作業ができるようになる
- 今この瞬間にとどまる効果がある
- ミスと事故を防ぐ

　複数の仕事を1度にこなすマルチタスク方式のかげには、相手を負かそうという攻撃的な欲求があります。つまり少ない時間でより多くをこなせば、それだけ手際がよく有能で得るものも多いというわけです。確かに処理した数は多いかも知れませんが、本当に集中して行ったことは何一つありません。これでは仕事の質も人生の質も低下してしまいます。この瞑想でマルチタスク方式のネガティブな影響を知り、1度に1つの作業をする明らかなメリットを実感して下さい。

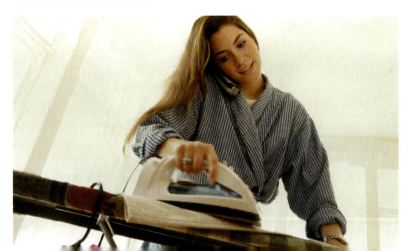

# 瞑想

## 時

仕事や家事でマルチタスク方式が原因のストレスを感じたらこの瞑想を行います。

## 準備

1度に複数の用事を済ますのが普段の習慣なら、その理由を自分に問いかけてみます。

## 手順

1. タイピングや料理など、作業を1つピックアップします。同時に別のこともやってみます。夕食を準備しながらテレビを見ます。職場では仕事の用事で電話をしながら書類を整理します。どう感じたか、作業のでき具合はどうだったか書きとめておきます。

2. もう1度同じ作業をします。ただし今度は1つの作業に集中して行います。心をこめて料理し、用件を伝える電話に全神経を注ぎます。どう感じたか、作業のでき具合はどうだったか書きとめましょう。

3. 後でクッションかイスに座り、同時に複数の仕事をしてみてどう感じたか思いだします。1度にたくさんのことをしようと必死になっているさまを頭の中で再現してみて下さい。その感じをしばらく心にとめます。次に1つの作業に全意識を集中した時にどう感じたかを思いだし、しばらくその感じを心にとめます。

4. 1度に1つのことに集中するほうがよいと感じたら、その姿勢であらゆる仕事に取り組みます。そのうち作業がより正確にうまく仕上がっていることに気づき、肩の力も抜けて軸が定まり、毎日のくらしを巧みにコントロールできている事実を実感できるでしょう。

瞑想のための手引き

# その目に映るもの

相手の目をじっとのぞきこむ体験はすばらしい瞑想行になります。パートナーや友人のありがたみを忘れていると感じたり、思うように親しくなれないと感じたらヒーリング効果のあるこの瞑想を行って下さい。

## メリット

- ハートを開く
- 自己防衛の壁をなくす
- 相手との距離が縮まり、よいコミュニケーションが取れるようになる

## 瞑想

### 時

誰かとの距離を縮めたいと思ったら2人でこの瞑想を行って下さい。

### 準備

たがいに親しくなりたいという目的に賛成し、あなたとこの瞑想を試してみたいというパートナーを見つけて下さい。

### 手順

1. クッションに脚を組んで座るかイスに腰を下ろします。パートナーと向かい合い、膝を触れあわせます。手は自然に膝の上に。

2. 2人とも深呼吸をして意識を集中させます。パートナーの目をまっすぐのぞきこみます。最初はクスクス笑いたくなるかもしれませんが、単なる緊張のためです。力まず乗りこえて下さい。

3. そのまま5分間たがいの目を見つめます。頭を空っぽにして下さい。ひたすら相手という人間

心を配る生き方

　このエクササイズはなかなか難しいかもしれません。自分がむき出しになったようで無防備に感じるからです。瞑想のパートナーとのあいだがギクシャクしていたらなおさらです。しかしそれを乗りこえられれば何よりも愛情がふくらんできます。2人とも幸福を求め、苦しみを避けたいと思っています。このたがいに共通する前提から働きかければよいのです。

を受けいれます。感情がこみあげてもおさえないで下さい。泣きたくなったら泣いてかまいません。笑いだしたくなったら笑って下さい。しかし、相手と結びつくまいと抵抗してではなく、結びついたという深い思いから反応するようにします。

4 ハグを交わして瞑想を終えます。パートナーに何かいいたいことがあれば伝えて下さい。黙っていてもかまいません。

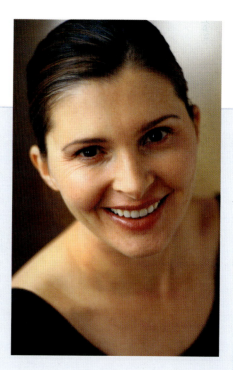

瞑想のための手引き

# メディアモニター

**テレビを見る、ラジオを聞く、映画に行く、新聞や本を読む、インターネットサーフィンをする、コンピューターゲームで遊ぶ、そんな時は大量の情報を吸収しています。自分が取りこんでいるものを意識するように心がけましょう。**

### メリット

- 多すぎる情報によるストレスを軽くする
- メディアづけになって失われていた時間を取りもどす
- 吸収するものについてもっと意識するよううながす

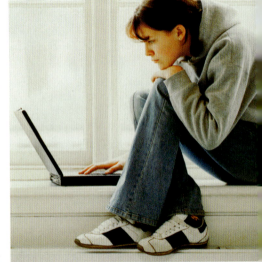

　吸収する情報の内容、視聴する動機、吸収する量、どれもあなたに大きく影響しています。メディアからの情報はあなたにとって役立っていますか、それとも害になっていますか。メディアの3つの面を検討し、何をどれだけ受けいれるかはっきり決めることが大切です。

## 瞑想

### 時

この瞑想は情報を取りこみすぎて、テレビ・ラジオ・新聞雑誌などの記事を無分別に受けいれていると感じるときに試して下さい。

### 準備

テレビ視聴、インターネットのサーフィン、その他のメディア視聴にどれくらい時間を費やしているか、2〜3日記録してみて下さい。取りいれた情報の内容をチェックします。この上なく暴力的で不安をかきたてる内容はどれくらいありましたか。

### 手順

1 他の人がいない静かな部屋でイスかクッションに座ります。ここ数日間で視聴した、または読んだメディアの記事からいくつかイメージを浮かべます。

2 その内容についてどう感じたか、どんな感情をかきたてられたか、体がどう反応したかをチェックします。動悸がしましたか、どこか筋肉が緊張しましたか。

3 取りこんだ情報は本質的にポジティブで役立つものか、それとも恐怖や怒りなどネガティブな感情を引きおこすものかを自分に問いかけます。たとえば夕方のニュースで殺人の話を見たとしたら、どんな影響を受けましたか。鳥のドキュメンタリーを見たらどう感じましたか。

4 なぜそのメディアを受けいれたのかを自問します。情報を探しているからですか。ニュースになった事件を理解するためですか。退屈していて楽しいことを求めているからですか。親しい人間関係が面倒だから、または問題から逃げているからでしょうか。

5 これらの問題に答えたら瞑想を終えます。これからはメディアから取りいれる情報について何らかの意識を持つようにします。自分にとって有益なこととそうでないことについてきっぱりと判断しましょう。

瞑想のための手引き

# 宇宙遊泳

トラブルや責任が手に負えなくなると"宇宙遊泳"するようにぼんやりして逃避する傾向がありませんか。現在にとどまるにはこの瞑想を試して下さい。

## メリット

- 上の空で逃避した自分に気づく
- 今この瞬間に集中するようううながす
- 自分の感情がよくわかるようになる

## 瞑 想

### 時

身のまわりのできごとに心を配るのが苦手な人、または不注意からアクシデントに遭った時に。

### 準備

周囲に気が配れなくて自分やまわりの人にトラブルが起きたと感じるケースを思いだします。

### 手順

1 素足になり、木製の床に足を肩幅に開いて立ちます。背筋をまっすぐに伸ばし、肩を水平にして力を抜きます。腕は力を抜いて脇にたらしますが、体からわずかに腕を離します。脇の下に卵をはさんでいるような感じで。床の滑らかな表面に触れる足を感じて下さい。

2 目は開いたまま自然に呼吸します。首を回さない状態で五感をフル活動させてできる限り周囲の情報を感じとります。家具の色、部屋にあるものの形や質感に注目して下さい。光

心を配る生き方

あなたの注意を引くために"こちら地球、○○さん応答願います"と冗談交じりに呼びかけられたことはないでしょうか。あまりにあなたが上の空なので、宇宙のどこかを漂っているらしいあなたの宇宙船に地球から無線でコンタクトしたというわけです。自分だけの世界に閉じこもって誰とも関わろうとせず、身のまわりのできごとにも気づかないと思われていたらどうしますか。手に負えない問題にぶつかると身を守るためにこんな状態になるのかもしれませんし、単に"うっかり博士"になる癖があるのかもしれません。どちらにしてももっと身を入れて日々を送りたいなら宇宙服を脱いでしまいましょう。

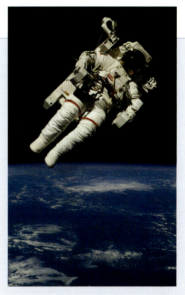

と影を観察しましょう。何かにおいがしないか注意し、室温を感じます。音にも注意を払って下さい。扇風機の音、または冷蔵庫のブーンというモーター音などが聞こえませんか。

3 この要領で10分間瞑想します。こんな風に神経を鋭敏にすると不安になりますか。それはなぜでしょうか。毎日身のまわりにきめ細かく注意を払うよう練習してみて下さい。次にそばにいる人にも同様に気を配るよう心がけます。

# 人生は短い

**人生は文字通りまばたきするあいだに過ぎてしまいます。80、または90歳代の方にたずねてみて下さい。きっと口をそろえたように人生という時間を無駄にしてはいけないとさとされるでしょう。**

### メリット

- いつかは死が訪れる現実をはっきり意識する
- ものごとの優先順位を決めるよううながす
- 人生を十分に生きるよう後押しする

縁起でもないと思うかもしれませんが、人生を十分に生きるために役立つお話です。命に関わる病気から回復した人と会うと、病気にとても感謝しているという話をよく聞きます。おかげで命の大切さに"目ざめた"からだというのです。ずっとしたかったけれどもなかなか手が回らなかったことを始めた人もいます。仕事をやめて別の職についた、または心の中ではとっくに終わっていた人間関係にピリオドを打ったケースもあります。年を取ってからでなくてもいつ何どき死ぬかも知れないという事実について瞑想すると、優先すべきことを確認して行動に移れるようになります。

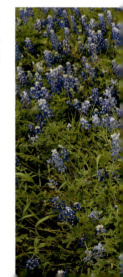

心を配る生き方

## 瞑 想

### 時

行きづまってやる気が起きない時は人生の短さについて瞑想します。

### 準備

今日の地元紙の死亡記事欄を読みます。いい気持ちがしないかもしれませんが、時々実行しておくとこの瞑想には大変効果的です。

### 手順

1. 1人になれる静かな場所でクッションかイスに座ります。

2. 自分の年齢を思い、あとどれくらい生きられるか考えます。今から2年ほどで自分が死ぬことがわかったらどう感じるかイメージします。人生に対するアプローチがどんな風に変わりますか。

3. 次に自分の命がどれほど大切なものか考えます。愛する気持ちを伝えたい相手は誰ですか。残された時間で何をしたいですか。家族や友人ともっと親密な時間をすごしたいですか。仕事をやめて旅行に行きたいでしょうか。

4. 10分ほどしたら、こんなことがしたいと想像したことすべてを書き出します。今日からこれらを生きていく上での優先事項にしましょう。

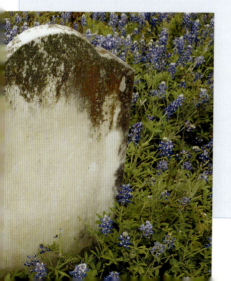

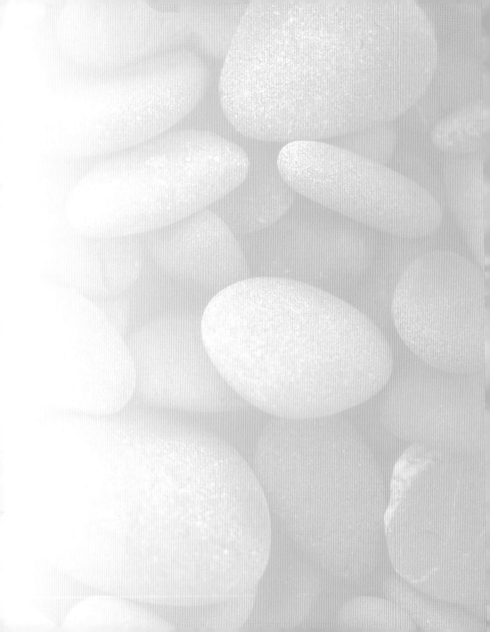

# ボディ・マインド・スピリットを癒す

# 癒しの瞑想

　自分を落ちつかせ軸を定めて心を配る術を学ぶことで、まずは心に潜むパワーを実感できたことでしょう。このセクションではヴィジュアライゼーションを用いて病気や精神的なトラブルにうち勝つとともに、疾病を予防して長寿を手にする方法を学んでいきます。

　人生を歩んでいると、食物やアルコールの依存症など体や心を傷つけるネガティブな習慣から抜けだせなくなることがあります。癒されるためにはネガティブな習慣をやめてヘルシーな習慣を身につける必要があります。

　したがって、ここでは"浄化の炎"を最初に紹介するのが適切でしょう。文字通りネガティブな習慣を焼きつくすように求められる瞑想です。表現されなかった悲しみは体と心を傷つけます。"49日"は悲しみに向きあうためのチベット仏教に由来する瞑想です。

　よく眠れない時は"スイートドリーム"を試して下さい。赤ちゃんのように眠れるよう手を貸してくれます。どうしても止められない習慣や嗜好品がある場合、"悪魔を満足させる"瞑想を使ってやさしく温かくアプローチして下さい。頑固な生き方をしているといつの間にかストレスが溜まります。"対極を抱く"で肩の力を抜いてグレーゾーンに落ちつく術を身につけましょう。

ボディ・マインド・スピリットを癒す

　ヴィジュアライゼーションによるヒーリングパワーを活用するのが"甘露の滝"の瞑想です。"ボディスキャン"からは自分で健康状態を見まもる方法がわかります。"大木の瞑想"でヒーリングをもたらす樹木の叡知と力を借りましょう。声も強力なヒーリングの道具になります。"発声によるヒーリング"ではその効果が実感できるでしょう。妊婦さんなら"スムーズな出産"を試してみて下さい。

　過去のネガティブな行動を浄化したいなら"4つの力"と"詫び状を書く"を。"シャヴァアーサナ"では癒しをもたらす深いリラクゼーションが得られます。手術を控えている方は"手術"の瞑想を、そして手術をしなくてすむようにし、内臓を癒すには"内笑瞑想"という中国道教の瞑想を行いましょう。

　チベット仏教に登場する女性の仏陀で癒しと長寿をつかさどるタラに祈るのが3つの"タラの瞑想"です。"心の栄養"は過食の改善に役立ち、"がまん強さ"からは怒りをおさめる方法が学べます。自分と子どものためによき親になれる手助けをしてくれるのが"インナーチャイルド"と"最高の親"です。あなたが介護をする立場なら、"ケアをする人に"を自分自身のサポートに利用して下さい。性的虐待の傷を癒す手助けになるのが"ヨーニ"です。"幸運を祝す"は嫉妬を変容させるよううながします。アルコール依存症で困っている場合は"スピリットが魂を癒す"を試して下さい。最後にあげるのはやはり中国道教の瞑想です。この"小周天法"という瞑想で体を強力にチューンアップしましょう。

瞑想のための手引き

# 浄化の炎

精神的・感情的・肉体的・スピリチュアルな健康に悪影響をもたらす習慣がある人に役立つ瞑想です。習慣を断ちきって新たなスタートを切ることができるでしょう。

## メリット

- 自分自身を傷つけている状況を認識できるようになる
- 恥ずかしさや後ろめたさを手放せるよう後押しする
- 自分をケアする努力をサポートする

## 瞑 想

### 時

癒しが求められるのは肉体的な病気に限りません。ネガティブな習慣に困っている場合はこの瞑想を試して下さい。

### 準備

火を燃やしても安全な場所を見つけて下さい——暖炉、または屋外でバーベキュー用コンロを使うとよいでしょう。過去に持っていた、または現在困っている悪習慣を書きだします。時間をかけてできるだけ詳しく記して下さい。次にその習慣について感じていることも書きだします。恥ずかしい、後悔しているなどの気持ちも含めて下さい。

### 手順

1 暖炉かバーベキュー用コンロに火をおこします。近くに置いた瞑想用クッションまたはイスに座ります。書きだしたリストを読んで下さい。内容をよくかみしめて恥ずかしさや後悔を感じます。

2 高次のパワーをヴィジュアライズします。どんな形でもかまいません。悪習にふけったことを後悔していると伝え、もっとポジティブで建設的な生活を送れるよう助け

ボディ・マインド・スピリットを癒す

ネガティブで有害な習慣を1つも持っていない人はいないでしょう。タバコを吸う、出費しすぎる、本当は怒りたくないのについ子どもに怒りを爆発させてしまう、または車でスピードを出しすぎる癖があって何度か事故を起こし、あやうく誰かを傷つけるところだった、そんなケースもあるでしょう。パートナーをしつこくからかう癖がある人もいるかもしれません。今も悪習慣から抜けだせないでいる人もいれば、癖は直したものの恥ずかしさが残っている人もいるでしょう。これはヴィジュアライゼーションを用いてネガティブな習慣を断ちきるのを助ける瞑想です。

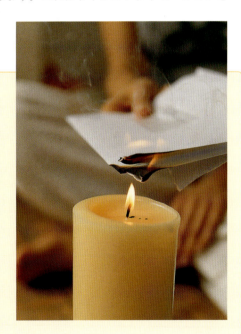

を求めます。高次のパワーの愛情と、ありのままの自分が受けいれられたことを感じて下さい。

**3** リストを火にくべて燃えるのを見まもります。燃えるリストとともにネガティブな習慣が自分から離れていくさまをヴィジュアライズします。心の中で羞恥心も火にくべて浄化し、手放しましょう。よりポジティブな生活を送ることを心に誓って下さい。

瞑想のための手引き

# 49日

チベット仏教では生まれかわりが信じられています。誰かが亡くなると生と死の狭間で49日間を過ごしてから生まれかわると考えられているのです。このあいだは故人を悼み、新しいよい生を受けられるよう祈ります。

> **メリット**
>
> - 故人を悼むプロセスをサポートする
> - 亡くなってもまた別の生を受けるという希望が抱ける
> - 自分自身の人生をきちんと生きていけるよう支える

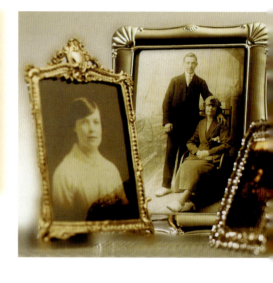

家族の誰かや、親しい友人を亡くした経験がある方もいるでしょう。これは残された悲しみをきちんと感じ、愛する相手を次の生へと送りだす瞑想です。生まれかわりを信じていなくても心配は無用です。天国にいる、神と共にあるなど、あなたなりの死後に関する世界観にしたがってかまいません。死後の世界を信じていなくても、相手が亡くなってから49日のあいだ自分を癒す目的にこの瞑想を使って下さい。

ボディ・マインド・スピリットを癒す

## 瞑 想

### 時

愛する相手が亡くなってから49日目まで、この瞑想を行って下さい。

### 準備

相手の写真を見つけてフレームに入れ、祭壇かテーブルに立てます。

## 手順

**1** 愛する相手の写真を立てた祭壇または小さいテーブルの手前にクッションかイスを置いて座ります。

**2** 愛する相手を思い、悲しみがあふれるにまかせます。泣きたいだけ泣いて下さい。どれほど大切に思っていたか、いなくなってどんなにさみしいかを語りかけます。語りおえたら相手の魂を思い、形は変わっても存在しつづけることを心の中で確認します。

**3** 生まれかわりを信じている場合は、愛する相手が幸せな新しい生を受けているところをイメージします。スピリチュアルな道をさらに上へと進むすばらしい人生を歩めるよう祈ります。心の中で相手を新たな人生へと送りだしましょう。天国で神とともにあると感じる場合は、そのようすをヴィジュアライズします。

**4** 死後の世界を信じていない場合は亡くなった相手の長所を思いおこし、相手を手放すさまをヴィジュアライズします。罪悪感やさみしさから自分を解放しましょう。愛する相手がそなえていた一番の長所をヴィジュアライズし、故人をしのぶ術としてその長所を自分の人生に取りいれるようにして下さい。

瞑想のための手引き

# スイートドリーム

**忙しすぎてストレスに満ちたこの世界では、不眠も健康にとって深刻な問題です。なかなか眠れない人はこの瞑想でリラックスして眠気を誘って下さい。**

### メリット

- 雑念を払う
- リラクゼーションを誘う
- 免疫系を強化する

## 瞑想

### 時

なかなか眠りにつけなくて困っている時に。リラックスを誘うシンプルな瞑想です。

### 準備

床につく用意をします。

### 手順

1. 静かな環境を寝室に確保します。ベッドに入って灯りを消します。外のライトが入ってこないようにカーテンやシェードを引いておきましょう。

2. あお向けになって体を伸ばしてくつろぎます。思いきり体を緊張させ、それから力を抜きます。これを3回くり返します。

3. 下腹部へとゆっくり息を吸いこみます。20回くり返します。

ボディ・マインド・スピリットを癒す

　普通ならば一晩に7～8時間ほど眠っているでしょう——もっともこれは幸運な例ですが。専門家によると、心身共にベストの状態を保つには最低でも8～9時間ほど睡眠時間を取るべきなのだそうです。十分眠れない問題の他にも、不眠症の人や、そこまでいかなくてもなかなか眠りにつけなくて困っている人も多いでしょう。ストレスや深夜のテレビも目ばかり冴えて体はぐったりという状態を作ります。長期に渡って必要な睡眠時間を取れないと免疫系が弱って病気にかかりやすくなってしまいます。

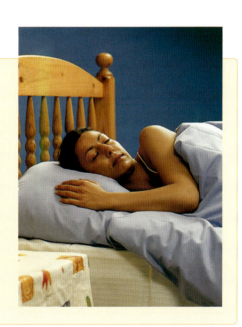

4 息を吸うたびに安らぎも吸いこみ、吐くたびに1日の気がかりも吐きだします。不安を手放して楽しい夢を迎えいれます。夢が意味あるものであるよう祈りましょう。深いリラクゼーションに身をまかせ、心身を弛めていきます。元気を回復させ癒しをもたらす深い眠りに落ちていくことでしょう。

# タッピング

体の両側をタッピングする方法をベースにしたストレス解消のためのセラピーテクニックは数多くあります。これは瞑想の基礎になるシンプルでパワフルなテクニックです。

### メリット

- ストレス軽減のためのシンプルな方法が身につく
- ストレスを取りのぞくので問題にうまく対処できる
- セルフケアができるようになる

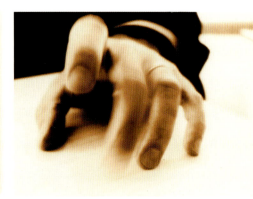

　これはアイ・ムーブメント・セラピー（EMT）という療法に基づく瞑想です。心に深い傷を残したできごとを思いうかべながら左右に目を動かすと、不安とストレスが著しく減少することが研究によってわかっています。3分以上続けて体の両側を交互にタッピングするだけでも同様の効果が期待できます。

ボディ・マインド・スピリットを癒す

## 瞑想

### 時

過去のできごと、または現在抱えている悩みによって不安がつのったらこのテクニックを使って下さい。

### 準備

不安と悲しみの感情をかきたてるできごと・人・状況を思いうかべます。

### 手順

1 背もたれがまっすぐなイスに座り、背筋を伸ばします。両手は膝の上に。

2 不安の原因を思いうかべます。そのできごと・人・状況をできるだけ鮮明にヴィジュアライズし、心の底から悲しみを感じます。

3 次に人差し指で軽くタッピングを始めます。まず片側、次に反対側の太ももを前後にタッピングします。無理をせずに3分以上続けられるスピードでリズミカルに行って下さい。タッピングをしながらストレスの原因をヴィジュアライズし続けます。

4 3分後、不安が薄れていくのが感じられるはずです。まだ不安が残っている場合はもう1度エクササイズをくり返します。2度目の後も完全に不安が消えない時はさらにエクササイズを行いますが、今度は両目を左右に動かして下さい。

# 悪魔を満足させる

**依存症で困っている場合――薬物・アルコール・食物・セックス・インターネット、その他何でも――おそらく痛みから逃避し、適切な方法で心を満たしていないのです。この瞑想で自分自身をもっと上手にケアする方法を身につけて下さい。**

### メリット

- 依存症を断ちきるのをうながす
- セルフケアができるようになる
- 羞恥心を癒す

　人間は習慣の生きものですから、たいていは何らかの依存症を抱えています。ブルーベリーを食べずにいられないという無害なものから、気晴らしのドラッグ・麻薬・アルコール・セックスなどの深刻な依存症もあるでしょう。何かから逃避するために依存症に走っているケースも考えられます。つらすぎる感情を避けるため、失望感または子どものころの傷を抑圧するためかもしれません。依存症について追いはらわねばならない悪魔のように感じている人もいるでしょう。しかし、愛されず無視されてきたために道を外れている友人と考えてみて下さい。

ボディ・マインド・スピリットを癒す

## 瞑想

### 時

悩みの種となっている依存症を癒すきっかけとしてこの瞑想を行って下さい。

### 準備

依存症をすべてリストアップして書きだします。

### 手順

1. 静かで1人になれる場所で瞑想用クッションか背もたれのまっすぐなイスに座ります。

2. 自分が一番困っている依存症を思いうかべます。次に、依存症を自分ではない誰かだと考えます。たとえばタバコが止められなくて困っている場合、猫背で土色の肌の、体をこわばらせたやせ男をイメージするわけです。

3. 自分でイメージしたその相手に、どう感じているか、何が足りなくて困っているのかをたずねます。タバコを象徴するキャラクターはリラックスしたい、肺をきれいにしたい、いつも追い立てられるのはもう嫌だなどと答えるかもしれません。

4. その"悪魔"と話をしたら、自分が世話役になったつもりで悪魔の癒しを助けているところをヴィジュアライズします。少なくとも1つ、悪魔の気分をよくしてやれる方法を考えて彼らを粗末に扱うのを止めます。親身に世話をすることで問題を解決するこの方法を、あなた自身の生活に取りいれましょう。

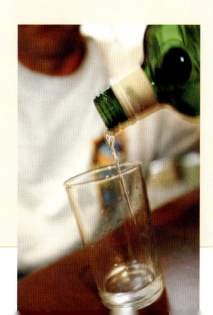

# 対極を抱く

何でも"正しい"または"まちがい"、白か黒、よいか悪いかに分けなければ気がすまない、そんな2つに1つという考え方にこり固まってはいませんか。これはもっと現実的な視点を受けいれるよううながす瞑想です。一見正反対の視点や状況も共存できるのです。

## メリット

- ストレスを軽減する
- ものごとをありのままに受けとめるよううながす
- かたくな考え方を直す

## 瞑想

### 時

怒りと恐怖心を抱えていて単純明快な答えを望んでいる時、または"自分の流儀"でものごとがなされないと不快な時はこの瞑想を行って下さい。人生をありのままに受けいれる効果があります。

### 準備

白か黒の決着をつけるべきだと感じる対立状況を思いうかべます。

### 手順

1. 1人になれる静かな場所で瞑想用クッションかイスに座ります。呼吸を見まもって5分間ほど瞑想します。

2. 自分なりによかれと思う状態を望んでいるのに相手は別の方向を主張しため、嫌な思いをした状況を思いうかべます。自分の感情に注意を払います。最初に浮かぶのは怒りでしょう。その怒りの下に恐怖心が潜んでいないかチェックして下さい。両方の視点が共存したら失いそうなものは何でしょうか。

ボディ・マインド・スピリットを癒す

　2つに1つという考え方はあまりに単純ですし、恐怖心から来ていることも多いのです。こんな判断では複雑な人生をくくれませんし、また表現することもできません。問題を白か黒にはっきりさせないと気がすまないタイプならストレスを抱えて坂道を上るような人生を送るはめになるでしょう。現実の世界は明快なコントラストからなるのではなく、グレーゾーンがつらなっているのですから。パートナーがまちがっていて自分が正しいと思いこめば当然ケンカになります。もっと気楽に毎日を過ごしたいのならこの瞑想を行って下さい。考え方が柔軟になり、人生の答えは"イエス"か"ノー"よりもはるかにあいまいであることがわかるでしょう。

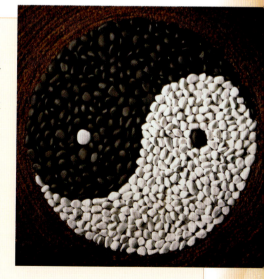

**3** その相手と2人きりで無人島に流され、生き残れるかどうかは2人がたがいの主張を折りあわせられるかどうかにかかっていると想像します。少なくとも両方の主張の一部が通る建設的な妥協点を見つけて下さい。

**4** 自分と相手の両方が"正しい"、たがいに歩みよった解決法が見つかり、多少ながらも望むものが手に入りました。ストレスが減って満足感が増したはずです。

# 甘露の滝

ヴィジュアライゼーションはボディ・マインド・スピリットを癒す強力なツールです。この瞑想で病気を追いはらって健康を増進させましょう。

### メリット

- 健康を増進する
- 病気を予防する
- 長寿をもたらす

　思考の内容は体の健康に劇的なまでの影響をもたらします。病気にかかっている人が恐怖のあまり症状が悪化したさまをイメージしてばかりいると、病んだ細胞にをもっと病気を進行させなさいとメッセージを送っていることになるのです。反対に、意識的に体が癒されるところをイメージすれば体の回復をサポートできるでしょう。瞑想中にヴィジュアライズする時は、意識的に頭の中にイメージや場面を描きます。この瞑想ではすばらしい癒しのイメージをヴィジュアライズします。

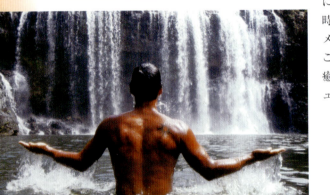

ボディ・マインド・スピリットを癒す

## 瞑 想

### 時

病気の時はこの瞑想を試して下さい。習慣にすると全体的な健康維持にも役立つすばらしい瞑想です。

### 準備

数分間ほど座ったあと、健康上の問題についてどんなささいなことも漏らさず書きだします。

### 手順

1. いつも瞑想しているスペースでクッションかイスに座ります。まず数分ほど呼吸を見まもるところから始めます。

2. リストアップした健康上の問題をすべて思いうかべます。それらを体のあちらこちらに散った黒いスポットだとイメージします。健康についての問題が人生の妨げになっていることを心にとめ、湧きあがる感情を味わいます。

3. 暖かな熱帯地方で美しい滝のそばにいる自分をヴィジュアライズします。まわりには誰もいません。服を脱いで流れの真下に座れる場所を見つけましょう。その水は普通の水ではなく病気を治し体の不調を防ぐ天の甘露だとイメージします。

4. この甘露によって健康上の問題がすべて洗い流されるさまをヴィジュアライズします。体の表面ばかりでなく体内にも甘露が流れ、先ほどヴィジュアライズした黒いスポットを全部取り去っていきます。

5. 体の問題がすべて取りのぞかれたと思い定めます。滝の下から立ちあがって体をふき、衣服を身につけます。輝くような健康状態にあると意識しながらこの美しい滝を後にします。望めばいつでもそこに戻れることを覚えておきましょう。

# ボディスキャン

**普段から体に注意を払い、バランスがくずれる徴候がないかどうか見まもることが大切です。これは自分の健康に責任を持てるようサポートしてくれる瞑想です。**

### メリット

- 体との十分なコミュニケーションを維持する
- セルフケアをうながす
- リラクゼーションをもたらす

　体といえば首から上だけを意識するタイプではありませんか。"からだ"を持っていることを忘れていないでしょうか。これは体の微妙な変化――バランスの乱れや深刻な不調の徴候かもしれません――に気づく強力なテクニックが身につく瞑想です。

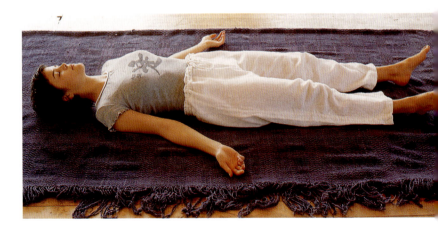

ボディ・マインド・スピリットを癒す

## 瞑 想

### 時

短い瞑想です。できれば普段から行って下さい。

### 準備

全体的に体を感じ意識するために軽いストレッチ体操を行っておきます。

### 手順

**1** マットの上か、枕を使わずにベッドの上に横になって体を伸ばします。両腕は自然に広げ、手のひらは上を向けます。肌寒そうだと思ったら軽い毛布をかけます。20回ほど下腹部へ向けて自然に呼吸します。体で緊張している部分をリラックスさせます。

**2** つま先から始め、体の上へと向けてスキャンしていきます。その途中で違和感がないかどうかチェックします。痛み・うずきがないか、最近いつもと違う感覚を覚えなかったか自問します。それまで症状を無視していても、もし問題があれば知らせてほしいと願います。たとえば背中・胃・肝臓など注意すべき部分があれば覚えておきます。

**3** 頭頂部まできたらスキャンを終えます。しばらくリラックスしてから体を起こし、発見した問題について書きとめます。深刻な状態だと感じたら医師の診察を受けます。食生活の改善、または運動の必要性を感じる場合もあるでしょう。これをしばらく続ければ体と同調し、体が求めるものがわかるようになります。

# マンダラを描く

マンダラはサンスクリット語で"聖なる輪"を表す言葉です。ネイティブアメリカンやヒンドゥー教、仏教の文化では、マンダラを描く作業によって癒しをうながし精神性を高めてきました。

### メリット

- 癒しをうながし、心理的・スピリチュアル的な統合をもたらす
- かくれていた感情を浮かびあがらせる
- 創造性を高める

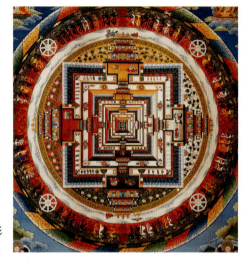

マンダラは宇宙を表す円形のシンボルで、彩色されたものもあれば線描されたものもあります。中央部を強調する対称的な図形（たいていは4分割されています）が配されているのが普通で、エレメント（要素）・4つの方角・星や惑星を象徴しています。マンダラをのぞくと、完全性とバランスに充ち満ちた神聖な空間がかいま見えます。自然界でも花やフルーツ、雪の結晶などにマンダラを見いだすことができます。あなたが描いたマンダラはあなたの象徴です。あなたの体や精神状態、この世界であなたがいる位置が表れています。

ボディ・マインド・スピリットを癒す

## 瞑 想

### 時

自分の中に隠れている何かを探究したい、または過去の傷を癒したい時はマンダラを描きましょう。

### 準備

使いたい画材をそろえます。皿やコンパスを使って円を描きましょう。

### 手順

1. 静かで1人きりになれる場所を確保します。キャンドルをともすかインセンスを焚いて深く思いをめぐらす雰囲気を作ります。マンダラで表現したい感情・主題・痛みに意識を集中します。

2. フリーハンドで、またはコンパスを使って円を描きます。皿のまわりをなぞってもよいでしょう。円の中に好きな形を描き、色を塗ります。マンダラが自由に展開していくにまかせましょう。どんな風に描いてもかまいません。正しいマンダラもまちがったマンダラもないのです。

3. できあがったらマンダラを見て、色・形・イメージが自分にとって何を意味するか書きとめます。黄色と赤色で動物や人間を描いた人もいるでしょう。青色と白色を好んで使った人もいるかもしれません。すぐに見られるところにそのマンダラを置き、しばらくのあいだ生活の一部にして下さい。マンダラが送ってくるメッセージをオープンな心で受けとめましょう。

# 大木の瞑想

**これは病後に元気を回復するためのすばらしい瞑想です。健康を取りもどす過程を木にサポートしてもらいましょう。**

### メリット

- 地のエレメントと結びつくことができる
- ストレスを受けている時に安心感を与える
- バイタリティを取りもどす意志を固める

　木々は瞑想行にエネルギーを与えてくれる貴重な存在です。私たちの体と魂を癒してくれるのは、木のゆるぎない重厚感——根が地球のエネルギーと結びついています——にほかなりません。人間に切り倒されたり、害虫や病気にやられなければ長命を保ちます。数百年、ことによっては数千年生きる木もあります。

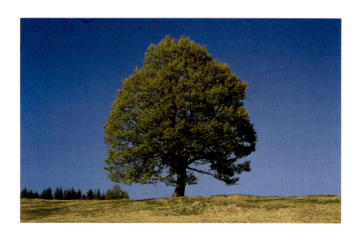

ボディ・マインド・スピリットを癒す

## 瞑 想

### 時

病後の養生中、または長期に渡ってストレス下にある時にこの瞑想を行って下さい。できれば木々のエネルギーを一番受けやすい夜明けか夕暮れ時がよいでしょう。

### 準備

多少なりともプライバシーを保てる、木が生えた場所を探しておきます。

### 手順

1. 特定の木に注意を払わず、ゆっくり木々のあいだを歩いていきます。その中の1本があなたを選ぶのを待ちましょう。不意に周囲の木々とまったく異なる感じがして、吸い寄せられるようにその1本に注意を引かれるはずです。

2. 木の幹と向かいあうかまたは背を向けて立ちます。木の大きさや自分の好みによって決めて下さい。小さな木なら、直接触れずに両腕でなかば幹を抱えるようにします。大木の場合はできるだけ近くに背中を寄せます。こちらも実際に触らないようにします。

3. 木とともに呼吸をしているのを感じてリラックスします。自然かつスムーズに、そして穏やかに呼吸をして下さい。息を吸うにつれ全身が少しずつ拡大し、吐くにつれ収縮するのを感じましょう。自分と木を隔てるものは何もないという感じを味わって下さい。

4. 背中を木の幹にもたせかけて座り、目を閉じます。幹が自分の背骨だとイメージして下さい。そこから体に膨大なエネルギーが流れこんできます。好きなだけこの状態でいましょう。

5. 心の中で自分の体に戻り、その木にサポートしてくれたことを感謝しましょう。

# 発声によるヒーリング

トーニングは声を使って自分をヒーリングするパワフルな方法。あなたの自然な声を解き放ち、体のバイブレーションとリンクするのを助ける声を使った癒しの瞑想です。

### メリット

- 緊張を解きほぐす
- 精神を高揚させる
- 体を癒す

体内で共鳴する声を出し続けて"歌う"ことをトーニングといいます。トーニングによって体全体が振動し、刺激されます。つまり文字通り体をトーニング（調子を整える）することになり、血流が安定し、送りこまれる酸素量が増え、神経系・腺・内臓が癒されます。

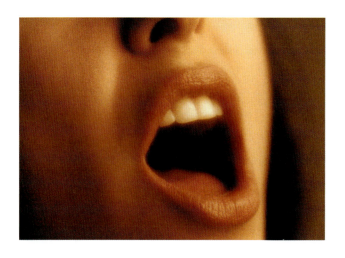

ボディ・マインド・スピリットを癒す

## 瞑想

## 時

心身両方を活性化したい、または癒したい時にトーニングを行います。

## 準備

1人になれて、他の人に声が届かない場所を見つけます。

## 手順

1 足をしっかり地面につけて立ち、肩と腕から力を抜きます。体の中心部（下腹部かハート周辺）に向けてハミングを始めます。次第にハミングが全身に広がっていくのを感じて下さい。骨・筋肉・内臓に向かってハミングしましょう。

2 少しずつハミングを大きな声へと広げていきます。その声も全身のすみずみに響くのを感じ続けて下さい。

3 癒される必要のあるものは何かを問いかけます。足から毒素が排出されるさまをヴィジュアライズします。体の中でリリース（解消・手放し）や癒しが必要な部分に向けてトーニングを続けます。自分が望むままに声を出しましょう。おのずと声がわきあがるにまかせます。自分のトーニングが全世界のバイブレーションとリンクしているとイメージして下さい。

4 もう十分と思ったらトーニング瞑想を終えます。しばらく静かに立ち、体が完全に癒されて元気になったことを思い定めます。

瞑想のための手引き

# スムーズな出産

妊婦さんならば、ぜひ赤ちゃんの出産に向けて精神的・感情的・肉体的・スピリチュアル的に準備を整えておいて下さい。これはお母さんと赤ちゃんの両方に役立つ瞑想です。

## メリット

- 自然で健康なお産をヴィジュアライズできる
- セルフケアをうながす
- おなかにいる赤ちゃんにもよい効果がある

## 瞑想

### 時

妊娠期間を通して行って下さい。

### 準備

なぜその赤ちゃんを望んだか、どんな親になりたいか、しばらく時間をかけて書きだします。

### 手順

1. ベッドか床に敷いたマットの上に横になって体を伸ばします。格好は問いませんので腰や膝の下にクッションをあてるなどして楽な姿勢を取りましょう。20回ほど自然に呼吸をし、心にある不安を静めます。

2. 下腹部に両手をあて、お腹の中で育っている赤ちゃんと精神的・感情的にリンクします。その小さな体をヴィジュアライズし、強くて健康な赤ちゃんになるよう心の中で呼吸とともに安らぎと落ちつきを吹きこみます。穏やかで愛らしく、喜びにあふれた姿を想像します。赤ちゃんが神聖な存在

ボディ・マインド・スピリットを癒す

　お産が初めての人は出産にともなう痛みや親になることに不安を抱いているでしょう。すでに子どもがいる人の場合は、さらに1人増えて育児が大変になるストレスが気がかりなのではないでしょうか。新米ママの方も、お子さんがいる方も、瞑想によって妊娠と出産を充実した体験にすることができます。瞑想するとあなた自身が落ちついて動揺しにくくなりますし、胎盤を通して、またいとおしいという思いを通じて充実感や幸福感を伝えることができます。瞑想を使って意識的に赤ちゃんとコミュニケーションを取ることも可能です。

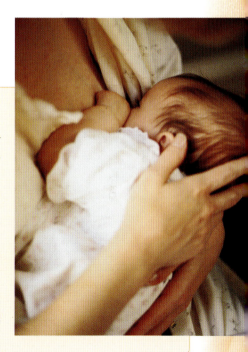

であること、この世界で大切な役割を持っていることを伝えます。

3 出産が苦もなくとてもスムーズに運ぶところをヴィジュアライズします。生まれた赤ちゃんを腕に抱きとった瞬間に赤ちゃんがいとおしくてたまらなくなるイメージを描きます。その子のために最良の親になることを心の中で誓って下さい。

4 ふたたび呼吸を見まもります。深くリラックスして下さい。これで十分と感じたら瞑想を終えます。

# 4つの力

チベット仏教には自分の行動をよく反省し、自分が作ったネガティブな要素を浄化する優れた瞑想があります。これは"4つの力"を簡単にしたものです。

### メリット

- ポジティブな行動とネガティブな行動を把握するのに役立つ
- ネガティブな行動を浄化する
- 瞑想行を刷新する

仏教の師なら誰でも毎日ネガティブなカルマを作っているものだと説くでしょう。人間として生きる限りこれは避けようのない現実です。たとえば誰かに小さな"悪意のない嘘"をついたことがあるかもしれません。またはクライアントの支払いをごまかしたなどもっと悪いことをした過去があるかもしれません。こういうネガティブなふるまいは、ささいなことも深刻なこともよくないカルマを生みだします。やはり日々浄化をするのがおすすめです。

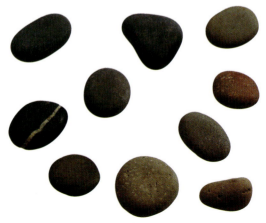

ボディ・マインド・スピリットを癒す

## 瞑 想

## 時

毎日その日の終わり、眠りにつく前に行うのがベストですが、それが無理な場合はできるだけ頻繁に行って下さい。

## 準備

1日をふりかえります。

## 手順

1 自分がしてしまったネガティブな行動と、直接または間接的に傷つけたと思われる相手を思いうかべます。ごくさいなことから重大なことまでよくかみしめます。苦痛を与えた人を思いやります。

2 心から申し訳なかったという気持ちを抱きます。むやみに罪悪感を感じ自己批判をするだけではいけません。自分にとっても相手にとってもネガティブな行動は損ということを認識します。

3 2度とそのネガティブな行動をくり返さないことを誓います。今度同じような状況になってもネガティブな行動はしないと約束できればベストですが、少なくとも同じことをくり返さない努力をすると誓って下さい。

4 自分が作った罪をうち消すためにこれから行動することを誓います。自分が傷つけた相手のためにポジティブなことをするのも一例です。建設的な動機によるポジティブな行動なら何でもかまいません。傷つけた相手のためでなくてもよいのです。スピリチュアルな本を読んではげみにし、自分がもっと前向きな生活を送るという形でもOKです。

5 "4つの力"を終えたら、過去の罪が浄化されたことを思い定めて瞑想を終えます。

# 詫び状を書く

心の大掃除をして過去の荷物を下ろす方法の1つは、傷つけたかもしれない相手に詫び状を書くことです。心から後悔の気持ちを表現すれば心とハートの重荷が取れて、2人の関係も癒されるかもしれません。

## メリット

- 精神的な癒しをうながす
- 怒りがおさまる
- 責任感が高まる

いえなかった後悔の気持ちは心の重荷となって体と精神の健康に大きな痛手を負わせます。心身を癒すには、過去に人を傷つけた行動について詫び状を書いてみるのも1つの手です。相手に直接謝ったほうがよいと思ったらそうしてもよいでしょう。接触するともっとこじれると感じたら、信頼できる誰かに"告白"して後悔の気持ちを語りましょう。これはどちらの場合も心の準備を整えるのに役立つ瞑想です。

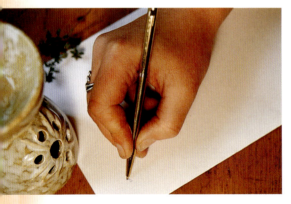

ボディ・マインド・スピリットを癒す

## 瞑 想

## 時

過去に誰かを傷つけたせいで罪悪感と後悔にさいなまれている時はこの瞑想を試して下さい。

## 準備

傷つけた相手の名と、どんなことをして苦痛を与えたか、なぜそんなことをしたかを書きだします。昇進のために上司との関係を利用したなどというのも一例です。思いきって大棚下ろしをしてしまいましょう。

## 手順

1 祭壇か神聖なスペースの前にクッションかイスを置いて座ります。キャンドルをともしましょう。神や高次のパワーを信じている場合は、これから行うことについて導きと勇気を願いましょう

2 傷つけた相手の姿、どんなことをしたか、その理由を思いうかべます。自分の行いについて心から悔いて下さい。

3 傷つけてしまった相手から1人選び、自分がどんなことをしてしまったか、なぜそんなふるまいをしたかを説明する手紙を書きます。後悔の気持ちを述べ、許しを乞います。

4 手紙を書き終えたら、高次のパワーが微笑みかけながら愛情と慈しみをこめて見下ろしているさまをヴィジュアライズします。傷つけた相手へのお詫びを受けいれてサポートしてくれるあたたかさを感じて下さい。

5 相手と連絡を取るか、手紙で十分かを決めます。心を決めたら罪悪感が消えていきます。その相手に対して好意・愛情・思いやりを心に抱き、瞑想を終えます。

# シャヴァアーサナ

ヨーガのポーズでもとりわけ癒しと元気回復効果が高いのがシャヴァアーサナという"死体のポーズ"です。完全なリラクゼーションのポーズで、心身を癒す瞑想としても利用できます。

### メリット

- 完全にくつろいで身をまかせられるようになる
- 呼吸に集中する瞑想のポーズとしても使える
- 心身を若返らせる

　このポーズを取ると毎日の生活の中でどれだけ体にストレスと緊張をためているかが分かります。血流をよくし、内臓を鍛え、疲労・神経過敏・ぜん息・便秘・糖尿病・消化不良・不眠症を改善するといわれています。

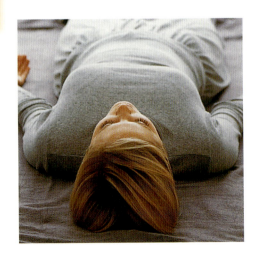

ボディ・マインド・スピリットを癒す

## 瞑想

## 時

元気回復効果のある瞑想です。疲労を感じたら行って下さい。

## 準備

ヨーガ用マットと毛布、膝下に敷くクッションを用意して下さい。

## 手順

1 邪魔の入らない場所でマットを敷き、その上に横になります。膝の下にクッションを当てて体に毛布をかけます。腕から力を抜き、手のひらは上に向けて脇に。かかと同士は少し離しておきます。ゆっくりと深く呼吸し、全身に穏やかなリラックス感が広がるのを感じます。

2 鼻からゆっくり息を吸いこみ、足首・足・つま先に力を入れます。息を止めて筋肉を緊張させ、次に息を吐いてリラックスして下さい。ふたたびゆっくりと息を吸って膝頭・ふくらはぎ・足首・足・つま先を緊張させます。そのまま息を止めて力を入れ続けてから息を吐いてリラックスします。

3 ゆっくり息を吸い、腹部・腰・太もも・膝頭・ふくらはぎ・足首・足・つま先の筋肉を収縮させます。息を止めて筋肉にぎゅっと力を入れて下さい。ふたたび息を吐いてリラックスします。

4 息を吸います。首・肩・両腕・ひじ・手首・手のひら・指、そして胸の筋肉から足先まで緊張させて下さい。息を止めて力を入れます。息を吐いてリラックスします。次に息を吸って頭皮と顔の筋肉を緊張させます。舌に力を入れ、喉をぎゅっと緊張させて全身を固くします。最後にストレスと緊張を溶かしだして床へと流してしまいましょう。

5 呼吸を見まもる瞑想をさらに5分ほど行って終わります。

# 手術

**手術を受ける時はできるだけよい精神状態でいたいものです。これは手術に備えて心の準備をする瞑想です。**

## メリット

- 不安を軽くする
- 手術前の精神状態を改善する
- よい結果が出るようサポートする

## 瞑想

### 時

手術の予定がある時は、当日まで毎日数回この瞑想を行って下さい。

### 準備

手術当日まで日記をつけます。考えたこと、怖いと思う気持ち、回復への希望などを書きとめて下さい。

### 手順

1. 体調がよければ瞑想用クッションかイスに座ります。無理ならベッドで横になったまま行ってもかまいません。まず10分間呼吸を見まもります。下腹部に向けて深く呼吸します。

2. 手術が必要な体の部分をヴィジュアライズします。治療が必要な病気またはダメージをイメージして下さい。癒しの光がその部分全体を包みこみ、手術の前から癒しのプロセスが始まっているとヴィジュアライズしましょう。

ボディ・マインド・スピリットを癒す

　手術を控えて不安と心配でいっぱいの時はこの瞑想行を役立てて下さい。心を静める効果があり、ヴィジュアライゼーションを利用してよい結果をサポートします。心が落ちついていれば免疫系が強化されて回復率も高まります。イメージが合わなければ必要に応じてアレンジしてかまいません。

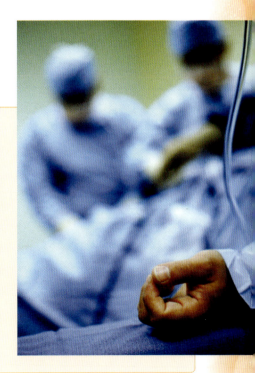

3 次に白い騎士の外科医をイメージします。彼は剣をふるってこんなにあなたを苦しめている病気を退治します。外科医が巧みに手術を終えるとあなたの体は癒しの光におおわれます。

4 手術後の健やかなあなたをイメージしましょう。体は元気にあふれた健康体へと戻りつつあり、どんな苦痛も乗りこえることができます。好きなだけこのイメージと感じを保ちます。もう十分と感じたら瞑想を終えましょう。

瞑想のための手引き

# 内笑瞑想

"内笑"は中国の道士が心身の健康を増進させるために行う穏やかな方法です。体の内部に愛情にみちた心づかいを向けるよう後押しします。

### メリット

- 体の内部と器官に対する意識を高める
- 病気を予防する
- 癒しをうながす

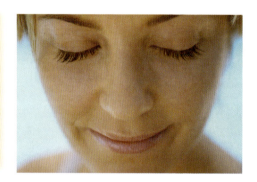

## 瞑想

### 時

毎日、時間帯や場所を問わず内笑瞑想を行って下さい。食後は1時間ほどたってから瞑想を始めるようにします。

### 準備

体の構造についての本を読み、体のどこにどの器官があるか知っておきます。

ボディ・マインド・スピリットを癒す

## 手順

1 イス座部の縁のほうに力を抜いて腰かけます。足の裏全体を床につけて下さい。1mほど前方に笑いのエネルギーの源をヴィジュアライズします。自分の笑顔でもよいですし、愛し尊敬している誰かまたは何かでもかまいません。

2 その笑みのエネルギーを眉間にためましょう。眉間からエネルギーが流れだし、顔を通って首へと伝っていきます。胸骨の裏にある胸腺まで流れおちます。胸腺が元気にあふれ健康に輝くさまをイメージして下さい。

3 笑みのエネルギーが心臓に流れこむのを感じましょう。そこに溜まった緊張がエネルギーによって自然にほどけていきます。心臓から肺に愛情を放射して下さい。肺の呼吸が楽になるのを感じて下さい。今度は体の右側、肋骨のすぐ下にある肝臓に笑いかけます。肝臓が固いようならほほえみで柔らかくしてあげましょう。

4 笑みのエネルギーが腹部を抜けて体の左側、肋骨下部にある膵臓へと届きます。日々働いてくれる膵臓に感謝し、健康でスムーズに機能している膵臓をイメージします。

5 そのまま体の左側、脾臓に微笑みかけます。身を粉にしてくれる脾臓に感謝しましょう。背中内側で肋骨のすぐ下、脊椎の両脇にある腎臓にも笑みを向けます。膵臓の上には副腎があります。副腎に微笑みかけるとアドレナリンがどっと流れだすのを感じるでしょう。最後に尿路・膀胱・尿道・生殖器に笑みのエネルギーを向けます。

6 へそ周辺、体の表面から3cmほど内側に笑みのエネルギーを蓄積させて瞑想を終えます。

瞑想のための手引き

# タラ1

**仏陀が女性の姿を取って顕現したのがタラです。チベット仏教に伝わるタラの瞑想をもとにした3つの瞑想のうち、最初に紹介するのがこれです。さまざまな形の心配を癒すのに役立つでしょう。**

### メリット

- 心配な気持ちを癒す
- 自分自身への思いやりが増す
- ネガティブな感情が減る

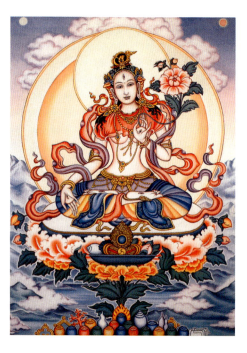

　心配とは恐れを抱いている状態だと単純に考えているかもしれません。小さな娘や息子があなたの手を振りきって車が行き交う道へと駆けていったら、当然のことながら不安を感じるでしょう。しかし、ネガティブな感情の根っこには不安という心の状態があるものです。チベット仏教では女性の仏陀であるタラを瞑想してネガティブな心の状態を変容させるきっかけにします。この瞑想は仏教徒でなくても行えます。

ボディ・マインド・スピリットを癒す

## 瞑 想

## 時

悩みの種となっている感情の根本を探りたい時はこの瞑想を行って下さい。

## 準備

自分が悩んでいる感情の原因が不安感ではないかどうか考えます。

## 手順

1. クッションかイスに座って瞑想姿勢を取ります。深く息を吸いこんではゆっくり吐きだす深呼吸を10回くり返して精神を集中させます。前方に瞑想姿勢で座る美しい女性の仏陀をヴィジュアライズします。とてもやさしくて慈愛にあふれ、寛容な存在です。ネガティブな感情となって表れている不安感を取りのぞいてくれるよう願いましょう。

2. 捨てられるのではという不安感から愛する相手をコントロールしているのなら、無条件の愛を注げるようタラに頼みましょう。傷つけられる、または利用されるのではという不安が怒りとなって表に出る場合は、自分をケアする能力にもっと自信を持ち、相手に対して忍耐強く寛容になれるようタラに助けを願います。

3. 不安感が嫉妬となって表れる場合は、他の人の幸福を喜べるようタラに助けを乞います。不安のせいでみじめに感じて献身できない、または何かを与えられない、そんな時はもっと寛大になれるようタラに助けを求めましょう。

4. タラが願いを聞き届けてくれるさまをヴィジュアライズします。タラはいつもそばにいて、あなたがもっと思いやりにあふれた生活を送れるよう手を差しのべてサポートしてくれます。

瞑想のための手引き

# タラ2

女性の仏陀タラの2つ目の瞑想です。
タラの加護を願って瞑想します。

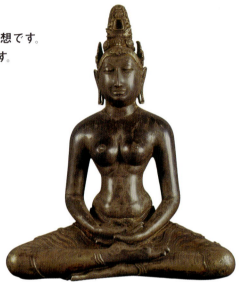

### メリット

- 健全な境界を設定するのに役立つ
- 加護とサポートをもたらす
- 人間的な成長をうながす

## 瞑 想

### 時

無防備で身動きが取れないと感じる時はこの瞑想を行って下さい。

### 準備

時間をかけて自然界の色あいを観察して下さい。花の鮮やかな色や森の中の微妙な色調を味わいます。

## 手順

**1** クッションかイスに座って瞑想姿勢を取ります。前方に瞑想姿勢で座る美しい女性の仏陀をヴィジュアライズします。タラのハートの内側から透明で美しい白色光が流れだすさまをイメージします。その光があなたをのみこんでハートに流れこみます。タラとあなたの両方のハートから光が放射されて、あなたの体から1.5mほどの幅で四方八方に広がる卵形のシールドを形作ります。このシールドが生活と人間関係に平和をもたらすさまをイメージして下さい。

**2** タラのハートからイエローゴールドの光が放たれるさまをヴィジュアライズします。光はあなたのハートに入って広がり、白いシールドの外側約1.5mのところに別のシールドを作ります。あなたを守り肉体的な健康を再生するシールドです。

**3** 次にオレンジがかった赤い光がタラのハートからあなたのハートに流れこみ、白色とイエローゴールドのシールドの外側にさらなるシールドを形作るさまをヴィジュアライズします。これは仕事・家族・スピリチュアルな生活で効果を発揮するパワーが湧くよう助けてくれるシールドです。

**4** タラのハートからまばゆい青い光が流れだし、同様にシールドを形作るさまをヴィジュアライズします。プライベートな生活と仕事上の生活で健全な境界線を引けるようサポートするシールドです。

**5** タラのハートから放たれる光が目の覚めるような緑に変わり、これまで形作ったシールドの外側にさらなるシールドを作ります。この緑のシールドは数多くの活動をこなせるよう人生を助けてくれます。

**6** タラのハートから放たれる光が赤っぽい茶色に変わり、一番外側のシールドを形成するさまをヴィジュアライズして下さい。これは他のシールドを安定させてうまく機能させるシールドです。タラの恵みを感じ、サポートに感謝して下さい。新たなエネルギー・自信・守護とともに人生を先へ進んでいけることが実感できるでしょう。

瞑想のための手引き

# タラ3

女性の仏陀タラの3番目の瞑想です。あなたの体を構成するエレメントを癒します。

### メリット

- 肉体を癒す
- 体を構成するエレメントを強化する
- 長寿をもたらす

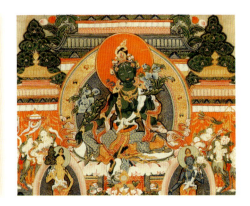

## 瞑 想

### 時

病中または病気を予防したい時は、この3番目の"白のタラ"の瞑想を行って下さい。

### 準備

チベットでは体が5つのエレメント——地・水・火・風・空から構成されると考えられています。この概念をオープンに受けとめましょう。

## 手順

1. 瞑想用のクッションかイスに座ります。前方に瞑想姿勢で座る美しい女性の仏陀をヴィジュアライズします。病気、または体内のバランスの乱れを癒してくれるよう願います。

2. タラのハートから金色の光が流れだして世界中に広がり、あらゆる地のエネルギーを集めてタラのハートに戻ってくるさまをヴィジュアライズします。その体は金色の光で満たされています。タラのハートから金色の光が放たれてあなたのハートへ流れこみます。あなたの体も美しい金色の光で満たされ、全ての器官が癒されます。

3. 今度はタラのハートから流れだす光が白色になり、世界に広がってあらゆる水のエネルギーを集めてハートに戻ってきます。その体は白色の光で満たされています。タラのハートから白色の光があなたのハートへ流れこみます。あなたの体も白色光で満たされ、体内のあらゆる水分と体液が癒され、バランスが回復し、再生します。

4. 同じように、タラのハートから放たれる光が今度は赤色になり、世界から熱のエネルギーを集めます。タラのハートから赤色の光があなたのハートへ流れこみます。あなたの体は赤い光で満たされ、消化機能と体温に関するバランスの乱れが癒されます。

5. タラのハートから流れだす光が緑色になり、同様に風のエネルギーを集めて戻ってきます。タラのハートから緑色の光があなたのハートに流れこみます。あなたの体は緑色の光で満たされ、呼吸器の病気が残らず癒されます。

6. 最後にタラのハートから流れ出る光が淡い青色になり、空のエネルギーを集めてハートに戻ってきます。タラのハートから青色の光があなたのハートへと流れこみます。あなたの体は青色の光で満たされ、器官と細胞、その他の系がうまく機能することを可能にしている体内の空間が癒されます。

7. 体のエレメントがすべて癒され再生されたことを思い定めて瞑想を終えます。サポートと恵みを与えてくれたタラに感謝しましょう。

# 心の栄養

過食症の人が増えるとともに肥満症も増加しています。これは食べずにいられない衝動の裏にひそむ理由を解決し、心身に栄養を与えるもっとよい方法を身につける効果のある瞑想です。

### メリット

- ダイエットをサポートする
- 食物ではない適切な栄養を取れるよう助ける
- 食物との関係のバランスを取る

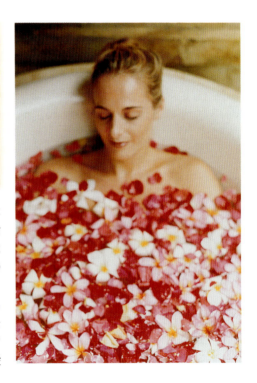

　あなたが食べ過ぎるのは感情的な栄養が足りないせいかもしれません。本当は愛情が必要なのに与えるのも乞うのも怖くてできなくて、かわりにアイスクリームを食べているのかもしれないのです。しかしいくらアイスクリームを食べても愛情のまにあわせにしかなりません。

ボディ・マインド・スピリットを癒す

## 瞑 想

## 時

食べ過ぎて太りすぎの問題を抱えている時は週に1度のペースでこの瞑想を行って下さい。

## 準備

原因が自分か他人かを問わず、感情的な栄養が満たされていないと感じることがらについてすべて書きだします。

## 手順

**1** 1人きりになれる静かな場所でクッションか背もたれがまっすぐなイスに座ります。好みでキャンドルをともしてインセンスを焚きます。

**2** 最後に過食をした直前にどう感じていたか思いだします。その時は感情をブロックしていたかもしれませんが、本当はどんな気持ちだったかを自問します。悲しさ・さみしさ・怒り・恐れを感じていたのなら、もう1度（またはここで初めて）その感情を味わって下さい。心を深く探り、その感情の原因を自分に問いかけましょう。もうパートナーができないのではと不安だったのかもしれません。パートナーがいても、コミュニケーションを取ってくれなくて悲しかったのかもしれません。子ども時代の心の痛みを感じていた人もいるでしょう。

**3** 次に食べること以外で自分をサポートできる方法を考えます。その時の感情を認識して日記に書く、または熱いお風呂につかる、うち解けてくれないパートナーに手紙を書いて後で読んでもらうなどがその例です。

**4** 本当に求めることが満たされたらどう思うかを感じます。しばらくのあいだ深呼吸をしてその感じを心にとどめます。もう十分と思ったら瞑想を終えましょう。

瞑想のための手引き

# がまん強さ

怒りは健康にとって最悪の感情の1つ。怒りの特効薬、がまん強さについて瞑想するともっと人生が楽しくなります。しかもあなただけではなくまわりの人もよい気分に。

### メリット

- 人間関係が円滑になる
- 相手に対して寛大になりがまん強くなる
- ストレスが減る

仏教ではがまん強さを"忍辱(にんにく)"といい、逆境に直面したり挑発にあっても冷静でいる性質のことを指します。具体的には自分の怒りに屈しないということです。怒りは誰もが持っている強い力です。あなた自身はいい人なのに、毎日毎日ささいなことでどれだけイライラしているか気づいて下さい。仏陀は、ものごとに動じず、感情に気をつけ、愛情深い人間になるため瞑想によって怒りに対処するようすすめています。

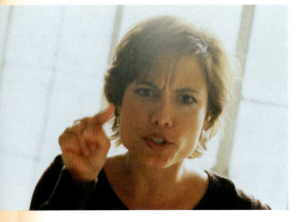

ボディ・マインド・スピリットを癒す

## 瞑 想

## 時

このごろ特に怒りっぽいと感じたら、がまん強さを身につけるこの瞑想を試して下さい。

## 準備

最近怒ったときのこととその理由について思いだして下さい。

## 手順

1 瞑想用スペースでクッションかイスに座ります。5分間呼吸を見まもり心身を落ちつかせて集中します。

2 ここしばらくで最後に誰かに対して怒ったときのことを思いだします。今も怒っていますか。もう怒っていないなら、あなたの怒りはどこへ行ったのでしょうか。その状況で怒って効果があったか、それとも傷ついたかを自問して下さい。もっとやさしく愛情にあふれた人間になるのに役立ちましたか。

3 その相手がどんなにシャクにさわってもありのままでいるゆとりを与えることができたら自分がどう感じるか考えてみます。今ここでその状況を想像して下さい。肩の力を抜いて怒りたいという衝動を放棄すると心安らかになるはずです。相手が幸せになり、苦しむことがないようにと心から祈りましょう。

4 現在に戻ります。さらに5分間座ったまま呼吸を見まもってから瞑想を終えます。

瞑想のための手引き

# インナーチャイルド

**私たちの中には大人になれない人間もいます。わがまま放題に育てられたせいではなく、親から適切な養育を受けられなかったためです。これは自分が親となって自分を育てる瞑想です。**

> **メリット**
>
> - 家庭で受けた心の傷を癒す
> - 自分で自分を育てられるようになる
> - 自尊心を強める

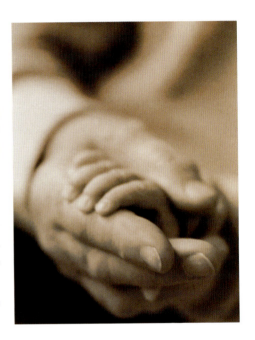

　それなりに精一杯の努力はしていても、あなたの親は不十分な親だったかもしれません。親自身が恵まれない子ども時代を送った可能性もあるでしょう。これは誰が悪いかを明らかにする瞑想ではありません。あなたが小さいときに教わらなかった、自分自身をケアするスキルを身につける瞑想です。

ボディ・マインド・スピリットを癒す

# 瞑 想

## 時

肉体と感情の両方の面からもっとていねいに自分をケアする術を身につけたい時にぴったりの瞑想です。

## 準備

罫線が引かれたノートを用意します。

## 手順

**1** 静かな場所で瞑想をする姿勢で座ります。キャンドルをともすかインセンスを焚いて意識の集中をはかります。しばらく呼吸に集中して瞑想し、心を静めます。

**2** ノートの真ん中に縦に線を引きます。左側の上には"親"、右側の上には"子ども"と書きます。自分が自分の親になったつもりで、子どもに何を感じているか、今すぐ必要なものは何かをたずねます。これを左側に書きだして下さい。

**3** 頭を切りかえて自分の"インナーチャイルド"になります。この立場から"親"に答えます。好きなだけ書きだして下さい。今度は親の立場に戻って子どもに答えます。子どもが"親"としてのあなたに怒っていたら、どんな風にケアすればよいかをききます。子どもが悲しがっていたら子どもと話して問題の根本にあるものは何かを探ります。この書く会話を続けますが、時間は20分以内で。

**4** "親"として今までうまくケアできなかったこと、しかしこれからはよい親になり、こんな会話をもっと持つことを子どもに伝えます。

**5** しばらく呼吸を見まもってから瞑想を終えます。心が落ちついてリラックスしているはずです。

# 最高の親

子育てはこの世で一番難しくて大切な仕事です。もっとよい親になれるようヴィジュアライゼーションを利用する瞑想です。

### メリット

- できるだけよい親になれるよう後押しする
- 子育てについて考えるようううながす
- 子どもとの関係がよくなる

最近まで子育ては地域ぐるみで行われていました。2歳のおチビさんや反抗期のティーンエイジャーからちょっと離れたいときも、家族同様の誰かがプレッシャーをやわらげてくれました。昔なら近くに住んでいたおば・おじ・いとこ・祖父母が手を貸してくれましたが、現在は母親と父親がほとんどを引きうけねばなりません。この瞑想を行うと、日々こんな親でありたいという像に近づくのに役立ちます。

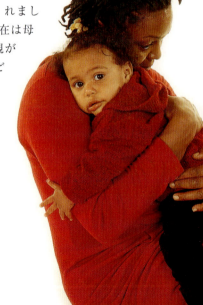

ボディ・マインド・スピリットを癒す

## 瞑想

### 時

子育てをしている時は週に1回のペースでこの瞑想を行って下さい。

### 準備

30分ほど1人になれる時間を見つけます。瞑想用スペースにフルーツか花などの捧げものを供えます。

### 手順

1. 瞑想用のクッションかイスに座ります。祭壇がある場合はキャンドルをともしましょう。高次のパワーに花やフルーツなどを供えます。高次のパワーと精神的にリンクします。高次のパワーを信じていず祭壇もない人は、自分自身の一番よい部分——最高の自分自身に心の中で捧げものをして下さい。

2. 親として自分がこうありたいという特徴を思いうかべます。きちんと子どもの感情を受けとめたい、子どもを支えて中立的な態度でいたい、一緒に遊んでやりたいなどがその例です。健全な境界を引きたい、または守るべき時と思いきって冒険に送りだす時をわきまえたいという願いもあるでしょう。そのスキルを今持っていなくても、すでに供えているとヴィジュアライズして下さい。

3. 高次のパワーにこんな親になれるよう助けてほしいと願います。高次のパワーが自分に微笑みかけ、親としての今の自分を受けいれるとともに理想の親になれるようサポートとはげましを与えてくれるとイメージします。

4. 数分間ほど静かに座り、安らぎと静けさを味わってから瞑想を終えます。

瞑想のための手引き

# ケアをする人に

状態がおもわしくない人のお世話をしている人にはこの瞑想がおすすめです。自分自身を大切にして大切な相手によりよいケアをする目的に役立ちます。ケアの専門家にもぜひ行っていただきたい瞑想です。

## メリット

- ケアという大変な仕事をする元気を回復させる
- 健全な境界を引くのを助ける
- 感情を整理するのをサポートする

## 瞑想

### 時

ケアをする立場の責任に押しつぶされそうになった時はこの瞑想を行って下さい。

### 準備

自分がどう感じているか認識します。自分のために時間を使う罪悪感は手放して下さい。

### 手順

1 床にマットを敷いて横になるか、ベッドで体を伸ばします。両手は心臓の上に。しばらくハートのあたりに向けて呼吸をします。できるだけリラックスしましょう。

2 心の中で自分のよいところを認めましょう。あなたはとても責任感が強く感受性の高い人です。苦しんでいる人、または救いの手を求めている人に深く同情する能力を持っています。

ボディ・マインド・スピリットを癒す

　自分のしたいことは後まわし、個人としての境界を失い、あげく自分を顧みず、疲れ果て、無気力になるばかりかうつの症状が出る——どれもケアをする人が陥る危険のある状態です。そんな時も瞑想によってケア作業のストレスを軽減できます。これは大変な仕事に対処できるようサポートする瞑想です。

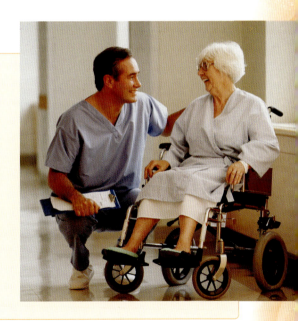

**3** 自分が持っているさらなる力、そして愛する相手、あなたがケア専門家なら患者さんへ身をつくしてきたことも認識しましょう。あなたが注いだ愛情、受けとった愛情を心にとめることも忘れずに。

**4** ハート周辺のエネルギーが広がって全身を満たすのを感じて下さい。好きなだけこの姿勢を保ってから瞑想を終えます。

# ヨーニ

ヨーニはサンスクリット語で"子宮"、"住まい"、"源"という意味です。これは過去に受けた性的暴行や虐待の癒しをうながし、自分の体およびセクシャリティとポジティブな関係を結べるようにします。

### メリット

- 性的暴行の傷を癒すのに役立つ
- セクシャリティについてポジティブな感じ方をもたらす
- 健全な境界を強化する

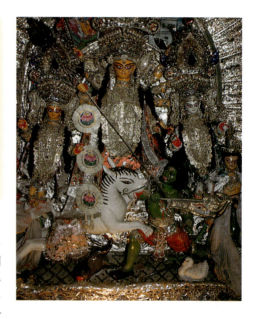

過去の性的な虐待に苦しんでいるのなら、羞恥心の問題も抱えているのではないでしょうか。自分の体とセクシャリティについてネガティブな気持ちを抱いている人もいるでしょう。瞑想は回復への道を支えることもできます。

ボディ・マインド・スピリットを癒す

# 瞑想

## 時

癒しのプロセスにサポートが欲しい時に。

## 準備

自分の体のことと、体をどう感じているかについて日記に3ページほど記します。

## 手順

1 床にヨーガ用マットを敷いて横になります。軽い毛布で体をおおって下さい。時間も場所も定かではないところにいる美しい女神の神殿に行くところだとイメージして下さい。

2 神殿に着くと巫女が迎えてくれます。巫女は、女神の陰門を象徴する神殿の扉が侵入を受けて壊されたことを伝えてきます。扉は取りかえられたのですが、霊的なダメージがまだ残っていて癒されなければならないのです。巫女は助けてほしいとあなたに頼みます。全ての女性は女神の姿をかたどって作られ、それぞれが神聖な扉を備えているからです。

3 巫女は、あなたの体にあなたの両手を添え、ていねいにやさしく扉を開かれたいと思って下さいと求めてきます。巫女は神殿の扉まで進み、"愛しています、どうぞ中に入れて下さい"と女神に祈りの言葉を捧げます。

4 不意に神殿の扉がわずかに開き、中から光が漏れてインセンスの香りが漂ってきます。あなたは中に入って女神にまみえます。それから女神に近づいて心の奥底にある羞恥心について打ち明けます。女神は愛をもってあなたの羞恥心を受けとめ、清めの炎で燃やします。聖所を去る時、あなたは自分の中の深いところに癒しが施されたことに気づきます。これはしかるべき時期が来た時にほどけて形を取るでしょう。

# 手を離して前進する

### メリット

- 手を放す勇気を持てるようにうながす
- 自尊心を強める
- 別離の時に愛と尊敬の思いを持てるようにする

**時には恋愛関係を解消することも必要です。別れは自分で望んだものでもそうでなくてもつらく苦しいものです。これはそんな時期を乗りこえるための瞑想です。**

　1度は決して離れたくないと思った相手と別れるには勇気をふり絞らねばなりません。かつて深い愛情を抱いていたはずなのに、今は怒り、傷つき、絶望を感じて幻滅しています。1人きりになりたくないため関係にしがみつきたいのは無理もありません。しかしあなたのハイヤーセルフはもう行くべき時だと知っています。この変化の時期を瞑想でサポートしましょう。

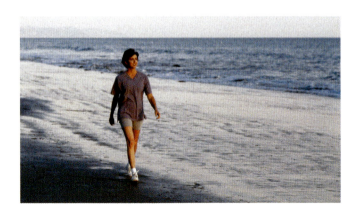

ボディ・マインド・スピリットを癒す

## 瞑 想

### 時

もう関係を終わらせる時だとわかっているのに、決心がにぶる時に行います。手を離して前に進むのにこの瞑想を役立てて下さい。

### 準備

別れようと思っている相手から離れて瞑想できる場所を見つけます。

### 手順

1. クッションかイスに瞑想をする姿勢で座ります。5分間呼吸を見まもって瞑想します。感情が乱れていたら心身を静めるように努めます。

2. 目の前に別れようと思っている相手をヴィジュアライズします。最初に心ひかれた理由とその時素敵だと感じたところについて話します。一緒に楽しく過ごした場面を3つ思いうかべて下さい。すばらしい時間を分かちあえたことを感謝しましょう。

3. 自分の怒りについて話しあったり、ネガティブな感情を表したりするのはやめます。かわりに相手が幸せな未来をつかんでくれるよう願います。2人の関係を解消するのはつらいけれども、前進するのが一番なのだと伝えて下さい。パートナーがあなたと離別することを了解し、あなたの幸せを祈ってくれるさまをイメージします。

4. 涙がこぼれそうになったら泣いてもかまいません。自分自身のポジティブで愛に満ちたエネルギーで支えられ、成長をうながされるのを感じて下さい。5分間呼吸を見まもって瞑想を終えます。

瞑想のための手引き

# 幸運を祝う

親友がすばらしい仕事についたのに素直に喜べず、むしろあからさまな嫉妬を覚えることがありませんか。これはそんな負け惜しみをシャンパンに変える瞑想です。

### メリット

- 嫉妬を心からの喜びに変えるよううながす
- ハートを開く
- 人間関係を改善する

　自分が望む仕事を誰かが手に入れた、気むずかしいお隣さんが宝くじに当たった、そんな時に素直に喜ぶのは難しいかもしれません。でも嫉妬を抱くよりもずっと気持ちのよいものです。

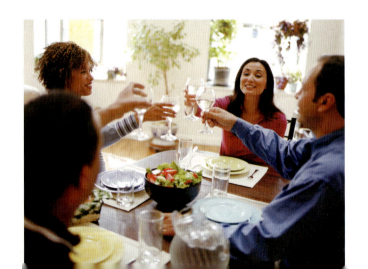

ボディ・マインド・スピリットを癒す

## 瞑 想

## 時

誰かの幸運について嫉妬でいっぱいになった時はこの瞑想を試して下さい。

## 準備

嫉妬を感じたら自分で認めましょう。なぜ嫉妬しているのか短い文で書きだしてみます。

## 手順

1 祭壇があればその前でクッションかイスに座ります。自分用の神聖な空間で腰かけるだけでもかまいません。

2 自分が嫉妬を感じた状況を思いうかべます。嫉妬を感じたのは、愛する相手の愛情を独りじめしたいからですか。友人が莫大な財産を相続したためでしょうか。何が理由で嫉妬しているのでしょう。

3 嫉妬が本当の意味で自分に有益かどうか自問します。あなたが望むものを手に入れるのに役立ちますか。あなたに力をもたらしますか。ねたんでいるものや状況が手に入ったとして、本当に幸せに感じますか。幸福感は続きますか。友人が幸運に恵まれたからといって、なぜあなたがおとしめられた気分になるのでしょうか。

4 友人または同僚に対して激しく嫉妬している、または過去に嫉妬した状況を1つピックアップします。次にその相手の幸運を祝いましょう。心から相手を受けいれる気持ちになって幸せを祈りましょう。利己的な気分が薄れてハートが開いてくるはずです。友人の幸運を祝うと自分も楽しく豊かな気分になることがわかります。孤独で閉めだされたように感じる人もいるかもしれませんが、そんなことはないのです。

5 自分と、嫉妬に身を焼いている人のために慰めの思いを抱いて瞑想を終えます。嫉妬心が湧きそうになったら祝することを心に誓いましょう。

瞑想のための手引き

# スピリットが魂を癒す

アルコール依存症の問題を抱えている場合、断酒だけでは不十分です。魂に滋養を与えてスピリチュアルな生活とのリンクを結び直す必要があります。これはそんな過程を後押しする瞑想です。

### メリット

- アルコール依存症からの回復をサポートする
- スピリットを癒す
- スピリチュアルな生き方に身をゆだねるよううながす

アルコール中毒者自主治療協会（AA）の創立者ビル・ウィルソンによると、スピリチュアルな体験がアルコール依存症からの回復をうながす事実を発見したのはカール・ユングだそうです。AAは回復のために12ステップというプログラムを用います。その最初の3つは以下の通りです。1. アルコールに対して無力であること——自分の生活を自分で制御できなくなっていること——を認める。2. 自分自身よりも偉大な力が健全な状態へと回復させてくれることを信じる。3. 自分の意志と生活を自分が信じる神が差しのべる手にゆだねることを決意する。以下の瞑想は3番目のステップをベースにしたものです。

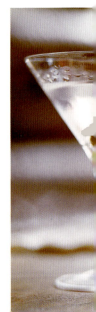

ボディ・マインド・スピリットを癒す

## 瞑想

### 時

意志の力が及ばず飲酒を止められない時はこの瞑想を。高次のパワーの助けを借りて依存症にうち勝てるようにします。

### 準備

飲酒パターンと飲酒によって自分がこうむっている害についてよく考えます。

### 手順

**1** 瞑想用スペースでクッションかイスに座ります。キャンドルをともして下さい。5分間呼吸に集中し心を落ちつけて雑念を払います。

**2** ハート周辺にあたたかく愛にあふれた光をヴィジュアライズします。そのあたりがやわらかくなって開くのを感じて下さい。

**3** 目の前に高次のパワーが座しているさまをヴィジュアライズします。パワーに祈りを捧げて下さい。アルコール依存症を断ちきる過程に手を貸してほしいと願います。自分の視点が物質界を越えて広がり、神聖な霊的世界まで包みこむよう祈ります。最後に、この困難な道のりを進むあいだも自分を大切に思う気持ちを保てるよう祈ります。

**4** 高次のパワーがそのまま自分のハートの中にとどまるさまをヴィジュアライズして瞑想を終えます。

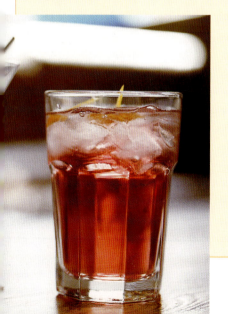

瞑想のための手引き

# 小周天法

**これはあまり知られていない道教の瞑想で、"小周天法"と呼ばれています。器官を癒し健康を保つのに大変効果的な方法です。**

### メリット

- 臓器系のバランスを取る
- 病気の回復をうながす
- 病気を予防する

小周天法という瞑想は、中国の経絡という体内を流れるエネルギー経路のシステムに基づくものです。体内のエネルギーは会陰部から頭頂へ続く督脈と、頭部から会陰に戻る任脈からなる"軌道"をめぐっています。道教ではこの瞑想を行うと督脈と任脈にエネルギーが満ち、次にそのエネルギーが各臓器を養う経絡へと流れ、主要な臓器が活力と元気を取りもどすと考えられています。

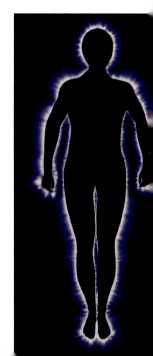

ボディ・マインド・スピリットを癒す

## 瞑 想

## 時

体内エネルギーが滞りなく流れるように、いつでも気がついた時に行って下さい。

## 準備

瞑想を行う前に手順を一読し、督脈と任脈からなる経絡を感じておきます。

## 手順

1 背もたれがまっすぐなイスに座り、足の裏全体を床につけます。心を落ちつけて呼吸を整えます。心が静まったらへそに注意を向けます。へそ周辺にエネルギーがたまっていくさまをヴィジュアライズします。可能ならばそのエネルギーを感じてみて下さい。心の力でエネルギーを会陰部に下ろし、尾てい骨経由でもとの場所に戻します。

2 下腹部にエネルギーが循環したのを感じたら、エネルギーが一番下の肋骨と背骨の交点へと上っていくさまをヴィジュアライズします。次に頭骨基部まで伝い上っていくさまをヴィジュアライズします。

3 エネルギーが頭骨基部まで上がったら、舌を口蓋に押しつけます。エネルギーが頭頂部に達したところをイメージします。次に眉間のスポットに意識を集中し、頭頂部から眉間部分へとエネルギーをひき下ろします。

4 眉間部分から、口蓋・舌・喉を通し、心臓までエネルギーを下ろします。さらに太陽神経叢を経由させてふたたびへそ周辺に戻します。好きなだけこのサイクルをくり返して下さい。

5 各器官が癒されて活力を取りもどしたことを思い定めて瞑想を終えます。

# 体を動かす

# 動く瞑想

　クッションに座って行うものだけが瞑想ではありません。もちろんあらゆる文化・伝統に属するスピリチュアルな行者は座る瞑想によって人生を高め、意識を掘り下げてきました。しかし必ずしも座して行う必要はないのです。武術、特に太極拳の武闘家は演武を動く瞑想であるととらえています。運動に没頭している最中に瞑想状態やスピリチュアルな覚醒を経験したと語るランナーなどのスポーツ選手もいます。これから解説していきますが、瞑想は単なる精神的な行ではありません。心身両方で味わうものなのです。体と精神を合わせて打ちこめばどんなことも瞑想になります。瞑想初心者でじっと座っているのが苦痛な人は、まずは動く瞑想から始めましょう。クッションに座る行に勝るとも劣らない瞑想を試してみて下さい。

　最初に紹介するのがはるか昔から世界中で行われてきたすばらしいエクササイズ、"迷路"の瞑想です。迷路の中を歩くと問題の本質に迫り、自分の本質を見いだし、心身のバランスを取る効果があります。走るのが好きな人ならば"ランナーの瞑想"が朝のランニングを瞑想にしていつもの日課をひと味違うものに変えるのに役立ちます。庭いじりが趣味の場合は"草取り"

を。雑草を抜く作業がネガティブな感情を軽減するためのすばらしい瞑想行に早変わりします。"歩く禅"では精神を集中して歩く経行という禅宗の行を紹介します。

　踊っているあいだに知らない世界に来たような不思議な感覚を覚えたことがありませんか。そんな人には"ダンストランス"がおすすめです。チャレンジ精神旺盛な人は"ダルウィーシュの旋回舞踏"に挑戦してスーフィー教の回転する瞑想を体験してみて下さい。旋回をセンタリングと神にハートを開くための瞑想行にしたのは名高い神秘思想家にして詩人のルーミーです。ヨーガ実践者なら、きっと"太陽礼拝"はおなじみでしょう。よく知られ、とても好まれているアーサナの1つです。スイミングはきわめて瞑想的なスポーツの1つです。精神を集中する瞑想にはぴったりでしょう。水泳を最大限活用するには"悟りのスイミング"を試して下さい。家をきれいにしたい方には"大掃除"がおすすめです。掃除をしながらネガティブな考えもすっきり一掃できます。"トレッドミル"はトレーニングと呼吸に集中する瞑想を組みあわせるもので、トレーニングの効果を倍増させることができます。

瞑想のための手引き

# 迷路

迷路の中を歩く行は古代のクレタ島・エジプト・ペルー・インド・アイルランドでも行われていました。いくつもの曲線またはらせんを描いて行きつ戻りつする通路にそって、中央部にたどりつくまで瞑想しながら歩きます。

## メリット

- 自分のスピリチュアルな芯を見つけるよう後押しする
- 祈りに深みをもたらす
- 問題解決に役立つ

インターネットの検索エンジンでチェックすると、世界中に迷路があるのがわかります。敷地の中に常設の迷路があり、一般公開も行っている教会や研修センターも数多くあります。迷路を歩くと左脳と右脳の連携をうながして独創的なアイディアが浮かんだり問題解決に導かれたりします。くねる道を迷路の中央に向かって歩いていけば人生や解決したい悩みの本質がおのずと見えてくるでしょう。

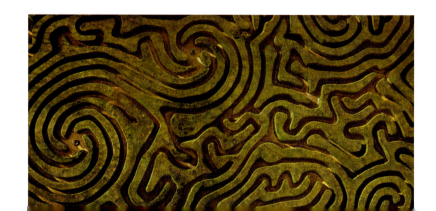

体を動かす

## 瞑 想

### 時

自分をもっと理解したい時、または問題の核心をつかみたいときは迷路を歩く瞑想を行いましょう。

### 準備

家の近くにある迷路を探します。見つからない場合は紙に印刷された迷路を指でなぞって瞑想することもできます。

### 手順

1 迷路の入り口に立ち、問題や悩みに意識を集中させます。新しい仕事についての決断なども一例です。

2 迷路に入って歩きはじめたら、問題について考えをめぐらせます。迷路の奥へと進むにしたがって、問題についてどう感じるかという瞑想に切りかえます。どんな感情がわいてくるでしょうか。

3 その問題が自分の物質的な面、金銭面、健康にどんな影響をもたらしているか自問しながらさらに中央へ向かいます。次に問題が自分のスピリチュアルな面にどう影響しているか問います。

4 中央についたら高次のパワーに問題解決に手を貸してくれるよう願います。静かに立って何かが心に浮かぶのを待ちます。判断を加えずにそれを受けいれて下さい。何も浮かばなくても根気強く待ちましょう。数日後に答えがやってくるかもしれません。

5 迷路から出る途上で、浮かんだ解決策について瞑想します。答えがわからなかったら1歩1歩あゆみを進めることに集中します。出口についたらしばらく立ちどまり、問題解決をサポートしてくれた高次のパワーに感謝します。

瞑想のための手引き

# ランナーの瞑想

走るのが好きな人ならランニング中に瞑想状態を経験したことがあるでしょう。これはもっと集中した意識的な瞑想状態にもっていく方法です。

## メリット

- ランニングをスピリチュアルな活動に高める
- もっと心を配れるようになる
- ストレスと抑うつを軽減する

## 瞑想

### 時

1人で走る時に行います。

### 準備

今この瞬間にとどまり身のまわりのものすべてに意識を注ぎます。

### 手順

1. Tシャツとズボン、ランニングシューズを身につける時から瞑想は始まります。それぞれの作業に集中して意識的に行って下さい。

2. 走り始めたらp.50〜51の"呼吸を見つめる"の要領で瞑想します。大きな違いはありません。クッションやイスに座らず体を動かしているだけです。

体を動かす

　研究によると、ランニングも瞑想も気分をよくする効果があることがわかっています。ランニングや瞑想をすると幸福感を高める特別なホルモンの分泌量が増えます。1日のうちのほとんどをコンピューター画面の前で過ごすような座って行う仕事についている人は、プライベートの時間に体を動かさなければいけません。走るのが趣味なら瞑想と組みあわせて効果も倍にしましょう。

3 次に呼吸に集中するのをやめて、走る行為に意識の的を絞ります。頭に考えが浮かばないようにして下さい。思考が入りこんできたらひたすら走ることに注意を戻します。体・心・魂が一丸となって機能しているのに気づくはずです。身のまわりのものすべてを強く意識しながら今この瞬間にとどまり続けて下さい。

4 走り終えたら靴と靴下を脱いで草の上に立ちます。地球とのリンクと、自分が自分の体に中にしっかりと根づいていること感じて下さい。その日1日今その瞬間に心を配り続けましょう。

# 草取り

ガーデニングが趣味なら草取りが大変なのは経験ずみでしょう。それならいっそのこと草取りを瞑想行にしてしまいましょう。家に庭がなければ誰かの庭の草むしりを手伝うか、近所の公園の整備にボランティアで参加しましょう。

### メリット

- ガーデニングをスピリチュアルな活動に高める
- ネガティブな感情を軽くする効果がある
- ポジティブな成長をうながす

ヴィジュアライゼーションは心に強い影響を与えます。人生をよい方向へ変えたいのなら、ヴィジュアライゼーションがその過程を強力に後押ししてくれます。この瞑想では雑草を止めたいと思っているよくない習慣に見立てます。

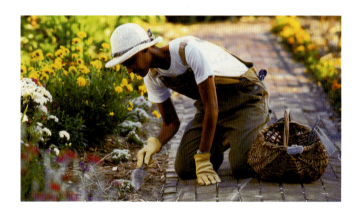

体を動かす

## 瞑 想

## 時

この瞑想はガーデニング作業の最中に行って下さい。

## 準備

手持ちのガーデニング用のグローブと膝パッドを準備します。シャベルや熊手など必要な道具もそろえておきましょう。

## 手順

1. 木の下に静かに座りましょう。怒りっぽい、用事を先のばしするなど自分のよくない習慣を思いうかべます。納得できるまでいくつでもあげて下さい。地面に生える雑草をよくない習慣だとヴィジュアライズします。

2. 木の下から立ち上がり、これから草むしりをするエリアに近づきます。そのエリア全体を自分、または自分の心だとイメージしましょう。花や植物を自分の長所、雑草を直したい短所だと考えて下さい。

3. 草取りを始めたら、特に意識を集中して1つひとつの作業に専念するようにして下さい。雑草を根ごと抜く時、自分のよくない習慣を根こそぎ抜いているとイメージします。この要領で雑草を全部引き抜いてしまいましょう。

4. 最後に土を耕し、植物と花に肥料と水を与えます。植物と花を、伸ばしたい長所だとイメージして下さい。

# 歩く禅

禅僧は経行（きんひん）というすばらしい歩く瞑想を行います。落ちつきとセンタリングをもたらす、動作の1つひとつに心を配る動く瞑想です。仏教徒でなくても行えます。

## メリット

- 集中するという作業を歩く動作に発展させる
- 集中した精神状態と動作を統合させるのに役立つ
- 長時間座る瞑想の中休みに

## 瞑 想

### 時

ペースを落として仕事や人間関係にていねいに向きあいたい時はこの瞑想を試して下さい。

### 準備

家の中または屋外でも、場所を問わず前もって歩くルートを確認しておきます。

### 手順

1. 背筋を伸ばして立ち、よけいな力を抜きます。両手を合わせて胸骨または心臓のすぐ下にあてます。この時左手は親指を他の指で包むようにそっと握り、右手は親指が左手の上にくるようにして左手のこぶしに重ねます。ひじは体の脇から少しだけ出る位置に。

体を動かす

禅行では、長時間座って瞑想する坐禅の合間に経行という歩く瞑想を行います。座って固くなった体をほぐして活力をもたらす効果があります。経行だけを瞑想として行うことも可能です。この歩く瞑想は部屋の中をぐるぐる回ったりして室内でも行えますし、庭や道を歩くなど屋外で実行することもできます。屋外の場合は1人になれる場所を見つけて下さい。

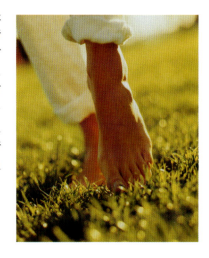

2 屋内・屋外を問わず、あらかじめ決めておいたルートをゆっくりと歩きはじめます。まずは呼吸の1サイクル（吸う・吐く）ごとに半歩進みます。つまりまずかかとから下ろし（ここで半歩）、次につま先を下ろします（さらに半歩）。ペースは非常に遅くなります。歩きながら呼吸に集中します。視線はやや下、まっすぐ前に向けて下さい。脇見はしないようにします。

3 ここで歩みを止めます。歩くペースを普通の速度に切りかえて数分間進みます。やはり呼吸に集中し続けて下さい。呼吸は自然に。これで十分と思ったら瞑想を終えます。

# ダンストランス

もちろん祈りを唱えてもよいのですが、踊って祈ることもできます。ダンスは通常の意識状態を変容させて神性にアクセスできるようにする効果があります。ダンスという形の瞑想も試してみて下さい。

## メリット

- 右脳と左脳の両方にアクセスするのに役立つ
- 神性に対する抵抗感を解消する
- 体をグラウンディングさせ充足感をうながす

ここではスピリチュアルな行として体を動かします。楽しくて仕方なく感じる場合もありますし、さまざまな感情があふれ出てくるケースもあります。踊っているうちに笑いがこみ上げたり涙がこぼれたりしたら、自分を抑える傾向があるのかもしれません。大切なのは何が起きても踊り続けることです。その時々の感じにまかせて踊り、何が心に浮かぶかを見まもって下さい。これは感情・肉体・スピリチュアルの各面から解放をうながす瞑想なのです。左脳で行う、原因があって結果があるという通常の考え方を越えて、動いている体の知恵にアクセスするのが目的です。踊って思考を止めることで、普段の生活ではまず得られない本質についての気づきが得られるでしょう。

体を動かす

## 瞑想

### 時

ストレスやためこんだ感情のせいで爆発しそうになったらこの踊る瞑想を行って下さい。ことの次第を見きわめるのに役立ちます。

### 準備

トランス音楽か、強いリズムの音楽を聴きます。ピンとくるCDを何枚か用意して下さい。

### 手順

1 1人になれる時間を作ります。裸足になるか、楽に踊れる靴をはきます。余裕がたっぷりあって自由に動ける服を着ます。眼鏡や腕時計は外しましょう。踊る空間を片づけて場所をあけて下さい。

2 音楽をかけ、できるだけボリュームを上げます。ダンスを始めましょう。30分は踊り続けて下さい。もっと踊りたければ続けてかまいません。

3 踊っている最中は踊りに集中します。何も考えないようにし、疲れるまで踊り続けます。踊りながら高次のパワーとの結びつきを感じてみて下さい。感情が高まったり泣きたくなったらこらえないで出してしまいましょう。

4 踊れるだけ踊ったと感じたらダンスによる瞑想を終わりにします。

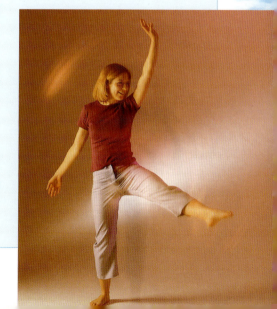

瞑想のための手引き

# ダルウィーシュの旋回舞踏

**スーフィー教では旋回をくり返して神に近づきます。トランス状態を誘う音楽をかけながら旋回し、何が起こるか、それをどう感じるかを見届けます。**

### メリット

- 神への帰依をうながす
- 恍惚状態をもたらす
- 神の恩寵に包まれている感じをもたらす

　スーフィー教の最も有名な師といえば1207年ペルシアに生まれたジャラール・ウッディーン・ルーミーでしょう。西欧の文化圏では、ルーミーといえばこの上なく美しい信仰の詩で知られています。親しい友人を失って悲しみにくれた彼は、神と触れあう手段として旋回舞踏を始めたのでした。旋回による瞑想の目的は、宗教的なトランス状態を起こして、どこを向いても神の顔が目に映るようにすることです。練習を重ね、手に意識を集中することで、めまいを起こさずに長時間回れるようになります。

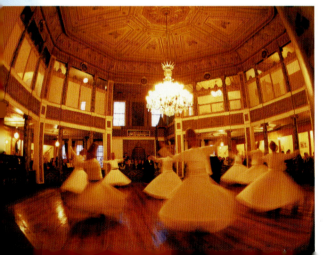

体を動かす

## 瞑 想

### 時

恍惚状態で神と結びつくという考え方を受けいれられるのであれば、旋回という形の瞑想を行いましょう。

### 準備

目を閉じて回る練習をします。体とともに頭も回転させてみて下さい。旋回の伴奏にするインストルメンタル音楽も用意しましょう。

### 手順

1 選んだCDをかけます。右腕を体前方に伸ばします。手のひらは心臓の方を向けて下さい。左腕は天の方に上げます。

2 前方の手に視線を固定し、ゆっくりと時計回りに回り始めます。反時計回りのほうが合っていると感じたら手の位置を左右逆にして下さい。反時計回りだと内向き、時計回りだと外向きに感じるといわれています。

3 目が回り始めたらペースを落として下さい。まずはかかとを軸にして、それから指の付け根を軸にして回り、どうするとベストか試してみます。旋回しながら頭も回しましょう。

4 ゆっくりとペースを落としながら回転を止めて旋回瞑想を終わりにします。しばらく静かに立った姿勢を保って下さい。

瞑想のための手引き

# 太陽礼拝

**これはヨーガの有名なアーサナ、スーリャ・ナマスカーラです。1日の始まりに弾みをつけてくれるでしょう。朝一番の瞑想として行うと感謝の気持ちと目的意識が生まれます。**

### メリット

- 肉体的・精神的・感情的な健康を増進する
- これから始まる1日に向けて高い志を立てる
- 感謝の気持ちと責任感がわく

スーリャ・ナマスカーラすなわち太陽礼拝は12の連続ポーズからなるアーサナで、気分を爽快にして活力をもたらす効果があります。その日に成しとげたいことに意識を集中し、瞑想としてこのポーズを取ってみましょう。太陽にあいさつをしながら、生きていることと自分に与えられた機会に感謝をしましょう。

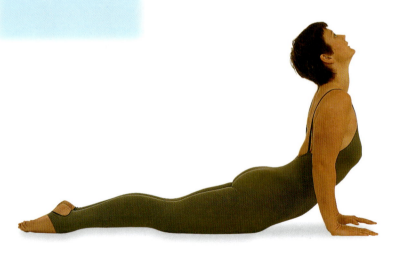

体を動かす

# 瞑想

## 時

太陽礼拝は朝に行います。

## 準備

手順を通して読み、連続して行う前に各ステップを練習しておきます。

## 手順

1. 足を腰幅に開いて立ちます。両手は脇に。

2. 息を吸い、両腕を頭の上にあげます。無理がない程度にゆっくり後ろに体をそらせます。

3. 息を吐きながら前屈し、両手を足の脇に添えます。

4. 息を吸い、両手を床につけたまま右脚を後ろに引きます。

5. 息を吐き、左脚も後ろに引きます。両腕を伸ばした腕立てふせの姿勢になっているはずです。その姿勢を保って息を吸います。

6. 息を吐いて腕立てふせをするように体をさげます。床には両手と足だけをつけます。

7. 息を吸い、腰から体をそらして前方へ向かって腕で上体を押し上げます。無理がない程度にできるだけ上体をそらして下さい。

8. 息を吐いて臀部を高く押しあげます。この時両脚は伸ばし、頭をたれて顔は脚のあいだの方に向けます。

9. 息を吸って右足を前に引きます。

10. 息を吐いて左足も前に引き、頭を膝につけます。

11. 息を吸い、両腕を頭上に伸ばしたまま胸を張って立ちます。

12. 息を吐き、両腕を脇にたらします。次に左脚から後ろに引き、同様にくり返します。

瞑想のための手引き

# 悟りのスイミング

水泳が趣味なら、コースを泳ぐ時間を瞑想にしてしまいましょう。プールの中で壮快なヴィジュアライゼーションを行い、心身ともに変容させて下さい。

## メリット

- 普通の水泳をスピリチュアルな行に変える
- 障害を乗りこえる強力な瞑想になる
- 心身のバランスを取る効果がある

## 瞑 想

### 時

水泳でコースを泳ぐ時に。

### 準備

自分の前進を妨げているものは何か書きだします。率直に自分を表現するのが怖いですか。もっとまめになれればよいのでしょうか。スピリチュアルな道を追求したいのに疑いの念が足を引っぱっているのでは。

### 手順

1 フリーレーン（自由に泳げるレーン）で泳ぎ始めます。最初の数分間は泳ぎながらひたすら呼吸を見まもります。

2 乗りこえたい障壁を思いうかべます。自分の性格や性質が原因となって、ある状況から抜けだせないでいるさまをイメージして下さい。たとえば職場で自

水泳はランニングと同じくそれ自体が瞑想になる運動です。プールに他の人が何人入っていてもたった1人で体を動かさねばなりません。本質的にリズミカルで、リラクゼーションをもたらし自分の内部を見つめるよううながす性質があります。泳ぎながら呼吸を見つめるだけでもよいですし、水泳と本書の他の瞑想を組みあわせてもかいまいません。人生の壁を乗りこえたい時はこの瞑想を試して下さい。

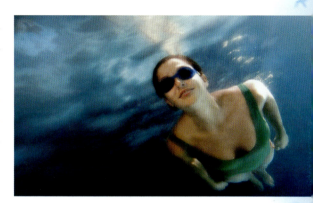

分を表現するのが怖い場合は、オフィスで気後れして上司に進言できないせいでいらだち、情けなく思っているところをイメージします。

3 次に手で水をかくたびに自分が前進し、恐怖心を克服しているさまをヴィジュアライズします。あなたは上司のオフィスに入っていき、自信を持って画期的なアイディアを述べています。

4 好きなだけコースを往復して下さい。ひとかきひとかきが邪魔なものをはねのける前進のシンボルとイメージしましょう——障壁は精神的なものでも、心理的・スピリチュアル的なものでもかまいません。

# 大掃除

家をきれいにしたいならまずは床掃除です。掃除を、ネガティブな考え方・感情・気分を一掃する動く瞑想にしてしまいましょう。

### メリット

- 普通の掃除をスピリチュアルな行に変える
- ネガティブな要素を一掃する強力なヴィジュアライゼーションになる
- スピリチュアルな決意を強化する

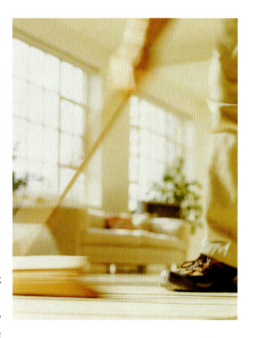

　床掃除は満足感が得られるクリーニング作業の1つ。体を使いますし、結果がすぐ目に見えるからです。ほこりやゴミを目の前から一掃する作業には小気味よいものがあります。必要に応じて電気掃除機を使ってもかまいませんが、この瞑想には昔ながらのほうきを使うのがベストです。

# 瞑 想

## 時

家の掃除をする必要に迫られた時はこの瞑想で時間を有効利用できます。

## 準備

浄化したい過去のネガティブな要素、または一掃したい心の中のゴミを思いうかべます。

## 手順

1. ほうきを手にしてこれから掃除をする場所に立ちます。屋内でも屋外でもかまいません。キッチンやガレージの床ならいうことなしですし、玄関先の階段でもOKです。

2. 床のほこりやゴミをあらためてよく見ます。たまっているかもしれませんし、ほとんど見あたらないかもしれません。多少にかかわらず、ほこりやゴミを自分の精神と心に巣くうネガティブな要素に見立てます。ほうきで掃くたびにネガティブな要素がゴミと一緒に一掃されるとイメージします。パートナーにやさしくなかった、または友人を傷つけた、最近飲みすぎているなど、こういう過去の行動をゴミだと考えるわけです。

3. 掃き掃除を始めましょう。ゴミ・ほうき・床に全意識を集中して下さい。掃くうちにネガティブな要素が精神と心からなくなっていきます。これからやらかしそうなネガティブな行動も、現在抱いている疑いや恐れも一掃できます。先入観にとらわれず、どんなことでも悩みの種を掃き清めてしまいましょう。

4. ゴミをゴミ箱に入れ、捨てて瞑想はおしまいです。ネガティブな要素がゴミと一緒に消え失せているはずです。

# トレッドミル

ジムに通っているのならエアロビックエクササイズにトレッドミルを使っているでしょう。音楽を聞いたりテレビを見たりして過ごすかわりに、トレーニングの時間を瞑想に使いましょう。

### メリット

- トレーニングの効果が倍増する
- 心と体を結びつける
- スピリチュアルな行がうながされる

トレッドミルは人生によく似ています。誰かが"まるでトレッドミル(踏み車)に乗っているみたいだ"というのをよく聞きませんか。これはひたすら走っているのにらちがあかないという意味です。しかしどんな行為でも心と意志の力があれば別ものに変容させることができます。エアロビックエクササイズを利用し、体だけではなく心も働かせて心臓血管の健康を2つの面から増進させましょう。ただでさえ十分に忙しい生活を送っているのに、トレッドミルまで慌ただしくこなすエクササイズにするのを防ぐのにおすすめです。

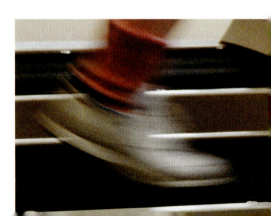

体を動かす

## 瞑 想

### 時

トレーニングを利用して精神と肉体を活性化させたい時はこの瞑想を試して下さい。

### 準備

できるだけ長くトレッドミルで走れるように時間がある時にジムに行きます。

### 手順

1　トレッドミルに乗る前に1分ほど立ちどまり、これから瞑想をすることを心に決めます。ゆっくりと走りはじめましょう。30分間歩ける、または走れるスピードまでペースをあげて下さい。タイマーをセットし、デジタル音声のガイダンスで気が散らないようにタオルをかけておきます。

2　次に呼吸に集中します。最初は10まで数え、また1から数え直します。思考が割りこまないように努め、雑念が湧いたらひたすら呼吸に注意を戻します。ころあいをみて数えるのを止め、座る瞑想と同じく呼吸を見まもります。

3　感情が浮かんでも認識したらそのまま呼吸に注意を戻します。ランニングに心地よい負担を感じたら、それを心にとめてやはり呼吸に注意を戻します。

4　30分後に瞑想を終えます。瞑想を取りいれたトレーニングはいつもの運動と違うのが実感できるはずです。

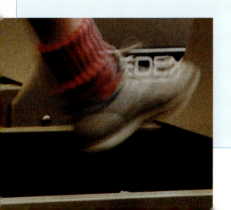

221

# 愛と思いやり

瞑想のための手引き

# 愛と思いやりを育む瞑想

　人生を幸福にしたり変えたりするのは他でもない、愛と思いやりです。怒り・憎しみ・嫉妬を抑え、ハートと心を広げて人生を意味あるものにします。つまるところ愛と思いやりより大切なものはないのです。

　このセクションでは、まずチベット仏教の"トングレン"という一風変わった行から取った3つの瞑想を紹介します。この行では自分自身と他の人の苦しみを吸気とともに引きうけ、吐く息に乗せて愛と喜びを送りだす術を学びます。本書でもとびぬけて実り多く変容効果の高い瞑想です。"親切に応える"では相手の限りないやさしさを認識することを学び、"許し"では過去の傷と怒りを手放します。次に紹介するのは"四無量心"という仏教のすぐれた祈りです。"生きものを救う"というすばらしい瞑想的儀式では動物への思いやりが身につきます。"自分自身を愛する"と"無条件の愛"では愛こそが解決策となります。きょうだいとの関係がギクシャクしているなら"兄弟姉妹"を試してみて下さい。

　世界平和は万人の望みです。"平和は私から"は自分のすべきことを始めるように後押ししてくれます。"ハートチャクラ"はハートのエネルギーをもって直接働きかけるのを助けます。両親を愛し許すには"母親と父親"を、とに

かく愛するのが怖い人は"恐れと愛"を試してみて下さい。"ハートを広げる"は偏見をなくすのに役立ちます。"誰もが幸せになりたい"では愛に焦点を当て、"誰もが苦しみを避けたい"では思いやりを取りあげ、苦しみと思いやりの関係を理解します。

愛と思いやりのベースにあるのは落ちついた心です。"3つの箱"ではなぜ万人を平等に扱えないのか理解するのに役立つでしょう。愛情はシンプルなものですが、生きていく上で十分受けとっているとはいえません。"愛情"で与え、受けとる術を学びましょう。今度ホームレスの人に出会ったら家に帰ってから"ホームレス"という瞑想をやってみましょう。街中で人知れず苦しんでいる人たちに思いやりを持てるようになるでしょう。

"たがいに結びついていること"は万物と万人が結びついていることを教えてくれます。愛を考えるには重要なポイントです。"奉仕の気持ち"からはどうすればうまく相手を助けられるかがわかります。"愛と執着"では本当の愛とは何かがつかめるでしょう。"無限の愛"は惜しげなく愛を与えられるように後押しします。最後の"菩薩の誓願"は愛と思いやりを深める仏教の手段を紹介します。

瞑想のための手引き

# 自分のためのトングレン

トングレンは思いやりを育むチベット仏教の行です。トングレンのヴィジュアライゼーションでは心を開いて人々の苦しみを引きうけ、無私の心でありったけの愛・喜び・幸福を送りだします。まずは自分のためにトングレンを行うのがベストでしょう。

### メリット

- 苦労と病気をスピリチュアルな道に組みこむ
- 逆境にあっても冷静でいられるようになる
- 自分自身に対する思いやりが育まれる

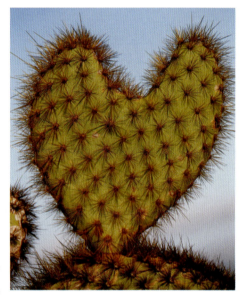

これは息を吸いながら苦労や苦しみを引きうけ、吐く息に乗せて喜びと愛を送りだす瞑想です。吸う息で受けとめ、吐く息で解放します。自分の葛藤とネガティブなカルマを吸いこんで、自分自身への思いやりと愛を吐きだしましょう。

愛と思いやり

## 瞑 想

### 時

長年にわたる自己嫌悪で困っていたり問題を抱えている時はトングレンを行います。この瞑想は場所や時間を問わずできます。

### 準備

自分が抱えている問題を認識します。

### 手順

1 改まって行をおこなう時は静かな場所でクッションかイスに瞑想をする姿勢で座ります。ただし、こだわらずにいつどこで行ってもかまいません。

2 今困っている問題に焦点を絞ります。さみしさと後悔の念を抱いていたり、金銭的なことでストレスを感じていたらその問題に全意識を集中させます。

3 ハートに問題と苦しみを吸いこみます。苦しみが溶けて変容するさまをヴィジュアライズして下さい。次にそれらが幸福と喜びとなって、光り輝きながら嬉々として吐く息とともに出ていくところをイメージします。

4 自分の否定的な性向が癒され、もとの完全な状態へと回復することを望みながらトングレンを行って下さい。この要領で波に乗るように息に乗りながら好きなだけ呼吸をくり返します。

瞑想のための手引き

# 相手のためのトングレン

**自分のためにトングレンを行ったら、次はこの瞑想です。他の人を思いやる気持ちを育むトングレンの呼吸法を紹介します。**

## メリット

- 相手への思いやりを育むのに役立つ
- 自分と相手の関係を変化させる
- 寛容さを育み執着しないようにする

　自分への思いやりを体験したら、今度は両親・家族・子ども・友人など身近な人に愛と思いやりを広げましょう。少しずつ思いやる範囲を拡大していって、友人だけではなく敵にまで感じられるようになりましょう。最後は世界の生きとし生けるものすべてにまで愛を広げて下さい。あなたの愛によって苦痛をやわらげられ癒されるさまをイメージします。まずは一番身近な人を対象にするのがベストです。

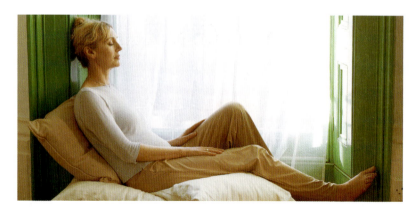

## 瞑 想

### 時

身近な人が苦しんでいるのに気づいたら、この相手のためのトングレンを行って下さい。

### 準備

思いやりということがどんなものか理解するために、まず自分のためのトングレンを行っておいて下さい。

### 手順

**1** クッションかイスに瞑想をする姿勢で座ります。もしくはその気になったら、時と場所を問わず行います。数分間呼吸をして心を静めます。次に無限の愛と思いやりを持っているとイメージして下さい。

**2** 人生上の問題または病気で苦しんでいる身近な人を思いうかべます。目の前にその相手をヴィジュアライズしましょう。

**3** その苦しみを黒い煙として吸いこみ、ハートに集めます。すすんで苦しみを相手から取りのぞき、引きうけましょう。ハートに入った苦しみが自分自身の身勝手さを消しさるさまをイメージして下さい。今度は愛・喜び・思いやりを相手に向けて吐きだしましょう。とことんまで吐ききって下さい。

**4** この行に取りかかった時は、他の人の苦しみを引きうけて喜びと幸福をすべて与えてしまうさまをヴィジュアライズするのはやや難しいかもしれません。しかし時間がたつにつれて変わってきます。思いがけず自分がポジティブなリソースをたくさん持ちあわせていることに気づくはずです。それに心配する必要もありません――この方法で他の人の問題を引きうけてもあなたには何の害もないからです。

**5** 引きうけては送りだす行を好きなだけ続けます。これで十分と思ったら瞑想を終えます。

瞑想のための手引き

# ネガティブな環境のためのトングレン

トングレンはネガティブな環境を変える目的にも使えます。どんな場所でも、険悪な感じ、緊張した雰囲気、重苦しいムードなどが漂っていたらトングレンを行いましょう。ネガティブな要素を一掃し、あなたにとっても他の人にとっても安全で思いやりに満ちた空間を作ることができます。

## メリット

- ネガティブな環境を変える効果がある
- ポジティブな環境を作る
- 思いやりにあふれた空間を作る

## 瞑想

### 時

雰囲気や周囲の状況が重苦しい時、または嫌な感じがする時にトングレンを行います。

### 準備

この瞑想の前に"自分のためのトングレン"と"相手のためのトングレン"を行っておきます。

### 手順

1. 重苦しい、または嫌な感じがする空間に立ちます。数分間呼吸に集中する瞑想を行ってセンタリングします。その部屋または空間でこれからミーティングを行う人々のためにネガティブな要素を解消したいという善の意志をかためます。すべての存在に向けて等しく愛と思いやりをイメージします。

愛と思いやり

　"はりつめた雰囲気はナイフで切れそうなほどだった"、こんな表現を聞いたことがありませんか。ネガティブなエネルギーは部屋を"満たし"て空間を変えてしまうことがあります。これはそのエネルギーを発した人やものがいなくなっても残りますし、あなたや他の人の健康状態に悪影響を及ぼしかねません。

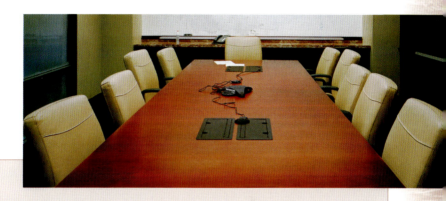

2 熱い黒煙の形で部屋のネガティブな要素を吸いこみます。それがハートに入ると、透明でおだやか、しかもきれいな涼しい空気に変わります。この空気を平和と喜びとして吐きだして下さい。まばゆい清浄な光が部屋を満たし、入室した誰もにとって愛と思いやりに満ちた、なごやかな環境を作り出すさまをヴィジュアライズします。

3 部屋のネガティブなエネルギーや雰囲気がすっかり変わるまで、または瞑想を終えてもよいと感じるまでこの要領で呼吸を続けます。劇的な変化を感じなくても心配は無用です。こんな風に瞑想することで、世界がもっと住みやすい思いやりに満ちたところになるのです。

# 親切に応える

これは他の人からの親切に気づくためのすばらしい瞑想です。思いやりが生まれ、考え方やふるまいにいつしか忍びこんでいた利己主義を追いはらう効果があります。

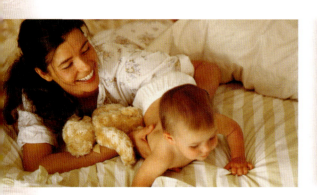

### メリット

- 他の人にどれだけ助けられているかがわかる
- 思いやりを育む
- 利己主義をあらためる

　自分の人生はすべて自分の努力で勝ちとったと思っていませんか。一生懸命に勉強して学校を卒業し、就職し、パートナーを見つけて子どもを育ててきたあなたであればそう考えるのも当然でしょう。でも、これは事実ではありません。もちろんあなたの努力なくしてここまでは来られなかったでしょう。しかしこれまで数えきれないほどの人から助けられてきたはずです。これはそんなたくさんの人々を認識する瞑想です。

愛と思いやり

# 瞑 想

## 時

1人ぽっちで奮闘していると感じる時はこの瞑想を行って下さい。

## 準備

子どもの時に面倒を見てくれた人を残らずリストアップしましょう。

## 手順

**1** 瞑想用クッションかイスに座ります。これまでの人生で自分を助けてくれた人すべてを思ってキャンドルをともします。

**2** 瞑想の準備段階で作ったリストを思いうかべます。両親から始めて、兄弟姉妹・おば・おじ・祖父母・いとこなど何らかの形で自分をかわいがってくれた人をすべて思いだしましょう。次に教師・ベビーシッター・牧師・コーチ・友人などを思いうかべます。最初についた仕事と雇ってくれた人を思いおこします。それから自分の口に入る食材を育ててくれた農家の人々、食材を販売している店を思います。また両親に思いを返して、懸命に働いて衣食住を与え、学校に行かせてくれて、具合が悪くなれば病院に連れていってくれたことを思いだします。自分がかかった医師や歯科医を思いうかべましょう。準備で作ったリストは完全にはほど遠いことがわかります。

**3** 思いだしてはリストに書き加えます。これまで自分を助けてくれたすべての人に心から感謝をしましょう。たくさんの親切を受けてきて、一生費やしてもすべての人に恩返しをしきれないことがわかります。その人々とすべての存在から受けた心づくしに愛と思いやりをもって返すことを心に誓って下さい。

# 許し

**許しよりも難しく、そして見返りも大きいものはありません。自分の感情を処理するためのワークを行って常に"正しく"あらねばという思いこみを手放せば、自分も相手も許すことができます。**

## メリット

- 安らぎをもたらす
- 思いやりを育む
- かたくなでガンコな考え方をやわらげる

　許しについてのこの瞑想は、あなたも相手も常に変化しつつあるという事実に基づくものです。そんなことはないと思えるかもしれませんが、あなたは昨日のあなたではありませんし、わずか1分前のあなたとも違っています。あなたを傷つけた相手も同じです。許しは痛みと怒りを捨ててもう1度ハートを開くのに役立ちます。

## 瞑想

### 時

誰かの行動によって傷ついた時に。怒りと苦しみを癒す効果のある瞑想です。

### 準備

まずは苦しみの原因となったできごとについてとことん感じることが大切です。そうしないと怒りと苦しみの癒しが始まりません。

### 手順

1. 瞑想用スペースでクッションかイスに座ります。祭壇がある場合は自分が信じる高次のパワーをじっと思います。キャンドルをともして花やフルーツなどシンプルな供物を捧げます。自分を傷つけた相手を許す手助けを願いましょう。

2. 傷ついたできごとを思いだします。最初に感じたのが怒りならば、その下にある傷ついた心を探ってみて下さい。そのできごとについて考え、感じる時、相手をそしったりしないように心がけます。自分の感情だけを受けとめて下さい。

3. 次に相手のことを考えます。ここで取りあげている行動だけではなく1人の人間として、また刻一刻と変わっていく存在として相手を見ます。相手がそんな行動を取ったのはそれがよいことであり、そのおかげで苦しまないですむと考えたためです。その事情を理解しましょう。相手の行動の動機はあなたと変わらないのです。

4. 傷つけた相手を許します。声に出して宣言して下さい。相手が幸せになり、苦しみから解放されることを祈ります。現在の2人の関係が修復する可能性を受けいれましょう。それが無理なら怒りと苦しみを手放すだけでもかまいません。怒りと苦しみをもう持ち歩くのが嫌になってしまった大きくて重いスーツケースだとイメージして下さい。

5. 広い視点から問題を見られるように助けてくれた高次のパワーに感謝します。

# 四無量心

これは嫌なニュースを見た後の気持ちを癒すすばらしい瞑想です。数えきれないほどの存在が数えきれないほどの愛・思いやり・喜び・とらわれない心を持てるよう祈ります。

> **メリット**
> - 愛と思いやりを育む
> - 祈りの対象に自分も含められる
> - スピリチュアルな成長をうながす

"四無量心"はチベット仏教の瞑想で、自分と他の人に対して親切心と思いやりを持てるようにサポートすることが目的です。

この瞑想を行うには以下の祈りを暗記する必要があります。

すべての存在が幸福になりますように
全ての存在が苦しみから解放されますように
すべての存在が苦しみのかけらもない
喜びを見いだせますように
すべての存在が執着と憎しみから
解放されますように

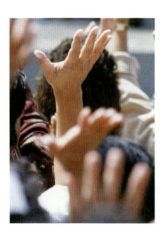

## 瞑想

### 時

毎日"四無量心"について瞑想します。

### 準備

左のページの短い祈りを暗記しておきます。

### 手順

1 瞑想用の空間でクッションかイスに座ります。呼吸に集中して5分ほど瞑想します。

2 "すべての存在が幸福になりますように"と最初のフレーズを声に出して唱えます。すべての存在があなたの無条件の愛を受けとれるよう願います。この願いの対象には自分自身も含めて下さい。すべての存在と自分を完全にあるがままに受けいれます。

3 2番目のフレーズ、"全ての存在が苦しみから解放されますように"を声に出して唱えます。自分が無限の思いやりを持っているとイメージし、自分も含めてすべての存在があらゆる苦しみから解放されるように祈ります。どんなことでもかまわないので苦しみについて思いうかべます。ガンと闘病中の人のことや、病気や依存症による自分の苦しみなどがその例です。その人や自分について今すぐ助けなくてはと思って下さい。

4 3番目のフレーズ、"すべての存在が苦しみのかけらもない喜びを見いだせますように"を唱えます。すべての存在が仏教の霊的進化を極めた状態である悟りを得られるさまをイメージします。自分を含めたすべての存在の苦悩が取り払われ一掃されるのを感じて下さい。すべての存在とあなたが喜びに満ちた、幸福で無欲な悟りの状態にあるさまを思いうかべて下さい。

5 4番目のフレーズ、"すべての存在が執着と憎しみから解放されますように"を唱えます。自分も含めた全ての存在が、友人・敵・知らない人などと区別せずに、すべての存在を誰であろうと分け隔てなく愛と思いやりを受けるに値すると見なしているさまをイメージします。実は、このとらわれない心が最初の3つの祈り――無条件で利他的な愛、思いやり、純粋な喜びの基礎なのです。

瞑想のための手引き

# 生きものを救う

これは動物・鳥・虫・魚などの人間以外の生物に対する思いやりを育む行です。そのままでは命を失う動物・鳥・魚・虫を自由にする瞑想を行います。

### メリット

- 苦しんでいる動物その他の生きものをもっと気にかけるようになる
- 愛と思いやりを育む
- 思いやりある行動をうながす

## 瞑 想

### 時

1年に1回、儀式としてこの瞑想行を行います。

### 準備

野生に返しても大丈夫な動物・ケガをした小鳥・魚・虫を見つけます。その生きものにとって野に放されるのが一番よいことを確認して下さい。釣り用具店で販売されている餌用のミミズや小さな魚で地元の環境を壊さないものもおすすめです。

### 手順

1. 動物・鳥・魚・虫を連れて自然界に帰す場所に行きます。

2. 立った姿勢で、または座ってよけいな力を抜き、数分間呼吸に集中してセンタリングを行います。

愛と思いやり

　動物好きの方ならきっと楽しんでできる瞑想です。あまり動物について考えたことがない人でも、"動物界"に住む生きものの現実にもっと敏感になる効果があるでしょう。仏教でいう動物界は、動物といって普通頭に浮かぶ生きものに限らず人間以外のすべての生命からなると考えます。

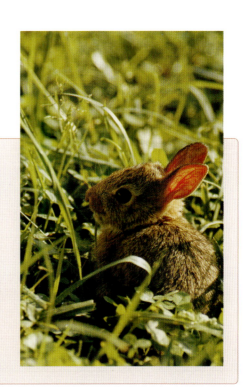

3 動物界にあって苦しんでいるすべての生命にしばらく思いをはせます。彼らが生きていく上での日々の試練をヴィジュアライズして下さい。あなたがこれから放す小さな生きものと動物界のすべての生命が幸福になり、苦しみから解放されることを祈ります。心からの祈りとともに生きものを野に返しましょう。

瞑想のための手引き

# 自分自身を愛する

現代の文化では自分を嫌いな人がたくさんいます。これはコンプレックスや低い自己評価など自己嫌悪の感情を消す効果のある瞑想です。

### メリット

- 自己嫌悪を解消する
- ポジティブな自尊心を育む
- 相手に対する愛と思いやりを養う

　自分を愛することについて私たちはほとんど教わりません。常に自分を叱咤して"こうあるべき"人物像に近づこうとしていないでしょうか。自分にはどこか悪いところがあり、それを直そうとしながら人生を送っている人も多いでしょう。これも一種の自己嫌悪です。本書の瞑想も含めて、自己啓発エクササイズを行う時は自己受容が基本にあることが大切です。

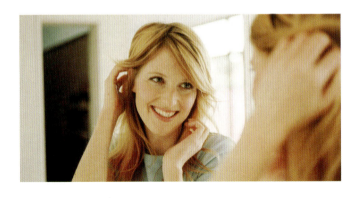

## 瞑想

## 時

自己嫌悪に気づいたらこの瞑想を試して下さい。

## 準備

自分の独りごとを1日チェックします。自分にどれくらいネガティブなことをいっているか確認して下さい。"あのメモを忘れるなんてなんてバカなんだろう"または"この太もも大嫌い"などがその例です。

## 手順

1. 静かな場所でクッションかイスに座ります。高次のパワーが目の前に座っているとヴィジュアライズします。イエス・仏陀・シャクティ・ムハンマドの他、自分の賢明な部分でもかまいません。

2. 高次のパワーがありのままのあなたを受けいれ、深い愛と思いやりをこめてあなたに微笑みかけるところをイメージします。高次のパワーは、あなたが何も直さなくても高次のパワーからの愛を受けるに値すると考えています。あなたにも今のままのあなたを受けいれ、高次のパワー同様やさしさと尊敬をもって自分を扱うよう求めています。

3. 自分にやさしくすることを思いださせてくれた高次のパワーに感謝します。その助けとはげましを得て自己嫌悪を止め、ありのままの自分を受けいれるようにすることを高次のパワーに伝えます。自分を受けいれ、愛しながら人生を歩むよう努力すると誓って下さい。

瞑想のための手引き

# 無条件の愛

たいてい愛には条件がつきものです——愛する相手がこちらの思い通りに動いてくれるかどうか、新たな挑戦を支えてくれるかどうか次第でゆらいだりします。しかし本当の愛には条件などつきません。相手が何をしようとありのままを愛せるのです。

### メリット

- 普通の愛情をさらに高める
- 心が自由になってすべての人を愛せるようになる
- スピリチュアルな成長をうながす

　無条件の愛といえば快い響きがしますが、実行するのは難しいものです。これはハートを開いて、自分の愛情を制限する条件を手放す効果のある瞑想です。共依存の問題を抱えているか、愛する相手をコントロールしようとしてしまう人にはきっと役立つでしょう。

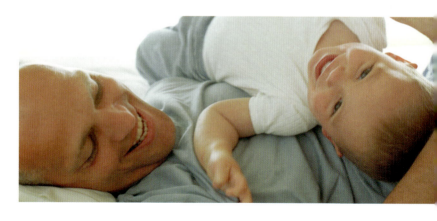

# 瞑想

## 時

人間関係でコントロールに関する問題を抱えている時はこの瞑想を行って下さい。

## 準備

自分に一番近い人を思いうかべます。その相手への愛情が条件つきではないかと自問します。自分が望む通りに愛を返してくれるかどうかで愛情の度合いが変わっていませんか。実はこれも制限と条件がついた愛情なのです。

## 手順

1. 瞑想用スペースでクッションかイスに座ります。プライバシーを確保しておいて下さい。まず呼吸を見まもって心身を静めます。

2. パートナーなど愛する相手を思いうかべます。相手への愛情を制限している条件をリストアップします。たとえば収入が多い、特別な日には花を買ってくれる、ある服を着ている、そんな条件を前提に愛情を注いでいませんか。現実的で筋が通っているように思えても、こういう条件がハートを締めつけています。これがいかに愛からほど遠く、限りなく自分の望みを満たしてほしいという要求に近いか気づいて下さい。

3. 愛する相手がありのままに自由にふるまうことを認めている自分をヴィジュアライズします。こうすると怖いですか、さみしいですか、それとも相手への気持ちが変わりますか。その人についてあなたが愛しているところを思いうかべて下さい。エネルギーや勇気、他の人への応じ方などもその例です。

4. 相手が自分に味方してくれない、または自分の要求を満たしてくれなくてもとにかく相手を愛するところをイメージします。何をしても、自分の思い通りにならなくても心から相手を受けとめて愛するとハートが広がっていくのが感じられるでしょう。

# 兄弟姉妹

どの信仰も両親を愛するようさとしていますが、きょうだいについてはあまり言及されていません。きょうだいとの関係を修復し、もっと愛情を通わせあうにはこの瞑想を行って下さい。

### メリット

- きょうだいの関係を大切にするようになる
- 愛情と尊敬をもたらす
- 古傷を癒す

　兄弟姉妹との関係を当たりまえのように思い、どんなに自分の人生が影響を受けているか軽視してはいませんか。昔のライバル関係、ケンカ、開いたままの心の傷などが大人になったあなたの人間関係を邪魔しているかもしれません。その場合、あなたときょうだいの時計を子ども時代のまま止めている古いパターンを壊し、現在の状態にふさわしい新しい家族像を作る必要があります。

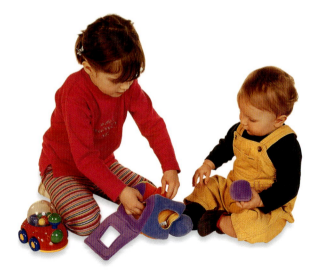

愛と思いやり

# 瞑想

## 時

家族が集まる休日のイベントの前に行うのに最適な瞑想です。

## 準備

子ども時代の自分ときょうだいの写真を用意します。

## 手順

**1** 瞑想用スペースでクッションかイスに座ります。祭壇にきょうだいの写真を置きます。キャンドルをともして下さい。数分間呼吸に集中して瞑想します。高次のパワーを呼んで隣に座ってもらいます。高次のパワーにきょうだいを紹介しましょう。

**2** 感情が浮かぶにまかせます。きょうだいとの関係を修復する必要がある時は高次のパワーに癒しを頼みましょう。修復の必要がなければ、生涯をかけて関係が深まり絆が固くなるよう願います。

子ども時代に原因がある不本意なつきあいをしている場合は、そんなパターンから脱して成熟した新たなモデルを見いだせるよう願います。

**3** きょうだい1人ひとりの長所を思いうかべます。彼らをありのまま受けいれ、愛せるよう願います。

**4** きょうだい1人ひとりを尊敬し大切にすること、自分と相手の絆を固くすることを心に誓って瞑想を終えます。

瞑想のための手引き

# 平和は私から

平和をもたらす何よりの方法は、まず身のまわりの人々の輪——愛する相手・友人・同僚・隣人などコミュニティのメンバー——で和を保つことです。

### メリット

- 平和をもたらす
- 責任感を養う
- 人と人とのコミュニケーションが促進される

　平和はほかならぬおだやかな心を持つ個人によって広がります。おだやかな心を望むなら、まず忍耐と受容によって自分の中にある憎しみと暴力を抑えましょう。夫や妻の行為に激怒して激しい言葉をぶつけたり、子どもを怒鳴りつけて手をあげたりしたら、自分で憎しみと暴力を実践しているのです。これは自分のハートに平和の種をまいて他の人の和の源となれるようにする瞑想です。ヴィジュアライゼーションを使います。

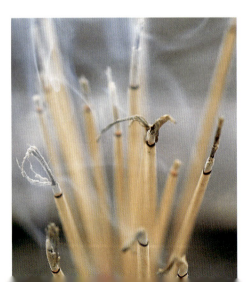

愛と思いやり

## 瞑 想

## 時

世界に蔓延する憎しみと暴力に嫌気がさしていたら、自分自身の考え方と行動を振り返ります。自分の考え方と行動にある憎しみと暴力の種を根こそぎ取りのぞくことを心に誓います。こうすることで世界平和の糸口となれます。

## 準備

数日かけて自分の生活を検討し、憎しみと暴力のサインをチェックします。

## 手順

1. 瞑想用スペースでクッションかイスに座ります。キャンドルをともすかインセンスを焚き、落ちつきとセンタリングをうながします。

2. これまでの生活で憎しみを抱くか暴力をふるった時のことを思いうかべます。身近な人についてひどいことを考えたりいったりしたことはありませんか。怒りに我を忘れてパートナーを傷つける言葉を投げつけたことはないでしょうか。仕事で容赦なく相手を追い落とそうとした経験はないですか。怒りにまかせて子どもやペットをたたいたことがあるなら、その影響を軽く見るのは禁物です。特に思いださなかったらもっとささいな心の状態を考えて下さい。

3. 自分が取った悪意や暴力に満ちた行為を許しましょう。自分という存在、そして家族・友人・同僚という輪に平和をもたらすことで、世界平和に大きく貢献できることに気づいて下さい。憎しみと暴力の感情を抱かないよう気をつけようと心に決め、日々の生活でもっと忍耐と受容を実践していくことを誓って下さい。

# ハートチャクラ

ヒンドゥー教と仏教の世界では、人間のエネルギーシステムにおける愛の中心がハートチャクラであると考えられています。これは背骨にある7つのエネルギーセンターの1つで、胸の中央に位置しています。

### メリット

- 無条件の愛を育む
- さみしい気持ちを解消する
- ハートを開く

## 瞑想

### 時

誕生日にこの瞑想を行って下さい。

### 準備

インターネットかチャクラを解説した本でチャクラの位置を示す図表を用意して下さい。

### 手順

1. 瞑想用のクッションかイスに座ります。背筋をまっすぐに伸ばし、軽く胸を張ります。

2. 手のひらを合わせ、親指の関節を胸骨にあてます。心臓の高さ、左右の肋骨のあいだにくぼみが感じられるはずです。意識を親指に集中させて心臓の鼓動を感じとります。5分間、胸の鼓動に集中して下さい。

愛と思いやり

　ヒンドゥー教と仏教では、チャクラは喪失感・恐怖・不安・悲しみ・怒り・ストレスによってブロックされると考えられています。これは愛と思いやりをつかさどるハートチャクラを癒す瞑想です。

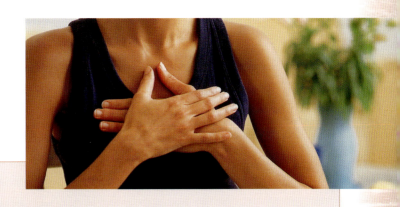

3 右手の手のひらを胸の中央にあて、左手をその上に重ねます。目を閉じて胸の中央にあるエネルギーを感じましょう。エネルギーのぬくもりを感じとってみて下さい。このエネルギーがエメラルドグリーンの光だとヴィジュアライズします。ハートからその光が全身に広がってまたハートに戻ってきます。好きなだけこのヴィジュアライゼーションを続けましょう。

4 手のひらを体から離して外側に向けます。ハートチャクラから発せられたグリーンの光が手のひらから流れでて世界に広がっていくさまをヴィジュアライズします。この光が世界中の愛と思いやりを集めてハートチャクラに持ちかえるところをイメージして下さい。

# 母親と父親

両親との関係がうまくいっている人も、ギクシャクしている人もいるでしょう。どちらの場合でも両親を愛し感謝できるようになる瞑想です。

### メリット

- 両親から注がれた愛情に対する感謝の気持ちが育まれる
- 古傷と昔の誤解を癒す
- 両親と成熟した関係が築けるようサポートする

　両親の愛なくしてあなたが生を受けることはありませんでした。両親によってあなたはこの世に生まれ、衣食を与えられてきました。育て方に不満を抱いているかもしれませんが、それでも生を与えられ、人間として成長し能力を伸ばしていく機会を与えられたことについては心から感謝しなくてはいけないでしょう。

愛と思いやり

## 瞑 想

### 時
誕生日にこの瞑想を行って下さい。

### 準備
母親と父親の写真で好きなものを用意します。

### 手順

**1** 瞑想用スペースでクッションかイスに座ります。祭壇に母親と父親の写真を置きます。目の前に小さなテーブルを置いて祭壇がわりにしてもかまいません。キャンドルをともしてインセンスを焚き、精神を集中させて雑念を払います。誕生日ならばキャンドルをお祝いの印にしましょう。

**2** 両親の写真を見つめながら呼吸に集中して瞑想します。両親と自分がおだやかに仲よく過ごしている姿をシンボルとしてその場にイメージします。

**3** 次に両親を若い恋人同士として心に思いうかべます。2人は赤ちゃんであるあなたを抱っこしています。子育てにまちがいはあったかもしれませんが、あなたが誰かの手を借りなくては何もできない時に世話をしてくれたことに気づいて下さい。愛し守ってくれた両親に心から感謝しましょう。養子に出された場合は、こうあってほしいという姿をイメージして下さい。

**4** 彼らなりにベストをつくしてあなたを育てたのだとハートで感じて下さい。次にあなたが子どもだったころの両親が姿を消すさまをヴィジュアライズします。2人はあなたとすれ違って背後へと立ち去っていきます。前方を見ると、あなたが大人になった今の両親がいます。親元を巣立ち独立して生活している今の立場から、あらためて彼らと親交を結ぶところをヴィジュアライズして下さい。

**5** 両親とあなた自身に喜びと幸福を祈って瞑想を終えます。

# 恐れと愛

親しい関係を築きたいのに愛するのが怖い。そんなあなたが恐れを乗りこえて、また新たな人を愛する勇気を得るための瞑想です。

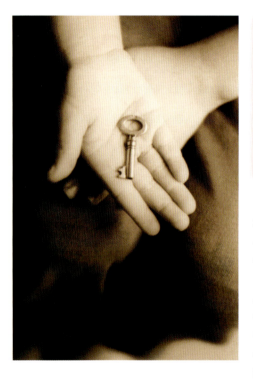

### メリット

- 先に進むのをはばむ古い傷を癒す
- 思いきって相手を受けいれるのを助ける
- ハートを開く

古傷のせいでハートをかたくなに閉じている人もいるでしょう。傷つけられるのが怖いから、または見捨てられるのが恐いから、誰かと思いきって親しくなれないのかもしれません。恐怖心にきちんと向きあって、このハートチャクラ瞑想で傷を癒して下さい。

愛と思いやり

## 瞑 想

## 時

新しい関係を受けいれたいのに恐怖心が邪魔をする時はこの瞑想を試して下さい。

## 準備

愛するのが怖い理由をノートに3ページほど書きだしてみます。

## 手順

**1** 瞑想用スペースでクッションかイスに座ります。数分間深呼吸して雑念を払い、体にエネルギーを満たします。胸骨の下にあるハートチャクラに意識を集中します。

**2** エメラルドグリーンの光が自分を包みこむさまをヴィジュアライズします。その光を吸いこんで体を満たしましょう。癒しをもたらすこの光がハートに入っていきます。利用される、拒否される、ごまかされる、捨てられる、傷つけられるなどの恐怖心を、光に浄化・解消してもらいましょう。

**3** 引き続きエメラルドグリーンの光を吸いこみます。コントロールされる、裏切られる、嘘をつかれる、虐待されるなどの恐怖心を手放しましょう。この他にも解消したい恐怖心があればリストにつけ加えましょう。恐怖心がすべて煙のように消え失せるさまをヴィジュアライズして下さい。ハートがリラックスして広がってくるでしょう。

**4** 過去に自分を傷つけた相手を思いうかべます。家族の誰か、または友人か昔の恋人なども考えられるでしょう。彼らを許して幸福を祈ります。

**5** 自分の要求と本能に忠実なたくましい自分自身をヴィジュアライズします。適切な判断ができ、自分と相性のよい、親切で愛情を受けるに足る人間を見分けられるようになっています。関係を解消するべき潮時もわかると心に決めます。

**6** 両手をハートの上にあてます。美しいエメラルドグリーンの光が自然に薄れていき、瞑想用スペースが普通の状態に戻るさまをイメージして下さい。

# ハートを広げる

人種・信仰・ジェンダー・階級などによって、特定のグループに偏見を持っていませんか。これはそんな偏見を取りはらう効果のある瞑想です。

### メリット

- 偏見と不寛容を解消する
- 沈着冷静な心を育む
- ハートを広げ、生きとし生けるものすべてを受けいれられるようになる

あからさまな偏見を抱いていない人も、心の奥または無意識の中に偏見があるかもしれません。自分のどこかに潜んでいるかもしれない偏見をすすんで探ろうとする心がけは、自分自身と世界を癒す大切なステップです。

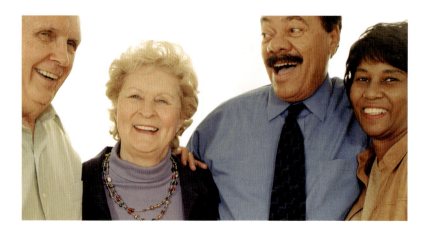

愛と思いやり

## 瞑 想

### 時

人種・信仰・ジェンダー・社会的階層から先入観で相手を判断しているのに気づいたらこの瞑想を行って下さい。

### 準備

人種・信仰・ジェンダー・社会的階層によってどのように相手への態度を変えているか、自分を観察しておきます。

### 手順

1 瞑想用スペースでクッションかイスに座ります。5分ほど呼吸を見まもってセンタリングをします。

2 店のレジで店員と向かいあっている場面をイメージします。その相手に対して優越感を感じますか。相手の知性や家族環境、能力について勝手な思いこみがありませんか。

3 バスか電車に乗っているところを想像して下さい。あなたとは違う人種の人がバスか電車に乗ってきます。あなたの体はどんな反応を示しますか。ひかれますか、それとも避けますか。相手の知性・能力・モラルについて思いこみがありませんか。

4 次に、自分とは異なる信仰を持つ人がテレビに出演しているところをイメージします。その人の宗教を尊重できますか、それともその信仰は"まちがっている"と思いますか。

5 出社する男女の人々で混みあう通りを歩いている自分をイメージします。1人の人間としての相手に抱く印象をゆがめる、性差についてのネガティブな思いがありませんか。

6 気づいていなかった偏見やステレオタイプな視点を手放すことを心に誓って瞑想を終えます。

瞑想のための手引き

# 誰もが
# 幸せになりたい

人間・動物・は虫類・魚・鳥・昆虫、すべての生あるものは幸せになりたいと願っています。これは誰もが共通して持つ気持ちです。この事実について瞑想すると、自分はもちろん他の人が取った行動の理由についても理解を深めることができます。

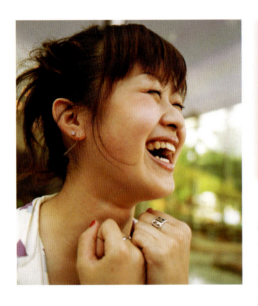

### メリット

- 相手の行動の理由を理解できるようになる
- 自分自身の行動の理由がわかる
- 愛と思いやりを育む

　誰かに怒りを抱いている時はその相手との共通点など何もないと思えます。相手のふるまいは理解しがたく、明らかに考え方もおかしいと感じられるでしょう。とても相いれないと思えますが、実は同じ動機から行動を取っているのです。誰もが持つこの動機を心にとめると相手を理解するのに役立ちますし、仲直りもできるでしょう。

愛と思いやり

## 瞑 想

### 時

他の人の視点がどうしても理解できない時はこの瞑想を行って下さい。

### 準備

自分自身の人生でこんな風に幸せになりたいというイメージを書きだします。

### 手順

**1** 瞑想用スペースでクッションかイスに座ります。"9セットの呼吸"の瞑想を行います（参照→p.58〜59）。

**2** 関係がギクシャクしている相手を思いうかべます。パートナーまたはご近所の人、親、きょうだい、または職場の誰かなどがその例です。

**3** 相手からいわれた、またはされた不愉快なことを思いだします。なぜそんなことをいったりしたりしたのか動機を考えてみます。怒りがおさまらない状態では、結局自分勝手で人をあやつるのがうまくて計算高い人間なのだと判断するかもしれません。その動機にしても人を傷つけるし、モラル的にも問題があると感じたりもするでしょう。

**4** 準備で自分が書いた、こうなると幸せだというイメージを読みかえしてみます。次に仲たがいしている相手を思いうかべます。その人もあなたと同じで、ただ幸せになろうとしているだけなのです。そこに気づいて下さい。思いちがいをしていて恐れと怒りに足を取られているかもしれませんが、動機はあなたと同じなのです。

**5** こんな風に理解すると相手に対する見方がやわらいでくるはずです。共感はできなくても多少は相手を理解できたことでしょう。この理解というスタンスに立つと、仲直りのきっかけがつかめます。

# 誰もが
# 苦しみを避けたい

すべての生きものが共通して持っているもの、それは痛みと苦しみを避けたいという願いです。この事実について瞑想すると、自分はもちろん他の人が取った行動の理由について理解を深めることができます。

### メリット

- 相手の行動の理由を理解できるようになる
- 自分自身の行動の理由がわかる
- 愛と思いやりを育む

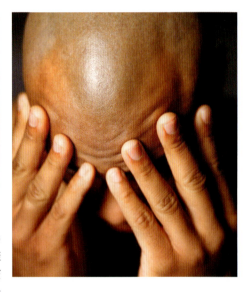

　この瞑想は1つ前の瞑想ととてもよく似ていますが、あらゆる生きものは苦しみを避けたいという事実を思う点だけが違います。苦しみを避けたいというのは誰もが持つ"対の動機"のもう片方でもあります。幸せになりたい、苦しみを避けたいという願いは一組になって働きますが、それぞれの重要性を十分に理解するには1つずつ瞑想の対象にするほうがおすすめです。

愛と思いやり

## 瞑 想

### 時

他の人の視点がどうしても理解できない時はこの瞑想を行って下さい。

### 準備

まず"誰もが幸せになりたい"を行います。次に苦しみを避けるためにどんな行動を取っているか書きだします。ガンになるリスクを減らすためにオーガニックな食品を取るのも1例です。

### 手順

1. 瞑想用スペースでクッションかイスに座ります。"9セットの呼吸"の瞑想を行います（参照→p.58〜59）。

2. "誰もが幸せになりたい"で瞑想した、関係がギクシャクしている相手を思いうかべます。

3. 相手からいわれた、またはされた不愉快なことを思いだします。なぜ自分を怒らせるようなふるまいをしたのか動機を考えてみます。結局自分勝手で人をあやつるのがうまくて計算高い人間なのだと判断するかもしれません。その動機にしても人を傷つけるし、モラル的にも問題があると感じたりもするでしょう。

4. 準備で自分が書いた、苦しみを避けるための行動を読みかえしてみます。次に仲たがいしている相手を思いうかべます。その人もあなたと同じで、ただ苦しみを避けようとしているだけなのです。そこに気づいて下さい。お金や愛情を失って苦しみを味わうのが怖いのです。相手の行動の動機はあなたと同じなのだという点を理解しましょう。

5. こんな風に理解すると相手に対する見方がやわらいでくるはずです。共感はできなくても多少は相手を理解できたことでしょう。この理解というスタンスに立つと、仲直りのきっかけがつかめます。

瞑想のための手引き

# 3つの箱

動じない心はとても重要なトピックなので、他の瞑想でも取りあげています。この瞑想と前の2つの瞑想を組みあわせて、人々を分類しては頭の中で3つの箱に入れてしまう理由をさぐってみましょう。

### メリット

- 人を分類する理由を理解するのに役立つ
- 奥に潜む利己主義の問題を明らかにする
- 愛と思いやりを行動に移すのを助ける

動じない心は愛と思いやりの基本です。誰についても等しく愛と思いやりを注ぐ対象として見ることができるからです。さもなければ人々を3つの箱——魅力的な人・嫌いな人・どうでもいい人——にふり分けることばかりに気を取られてしまうでしょう。自分の"承認ずみリスト"の相手にばかり愛と思いやりを向けていると、自由も喜びも制限されてしまいます。

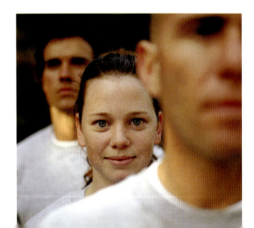

## 瞑想

### 時
毎日行うのにぴったりの瞑想です。

### 準備
とても魅力的な人・どうしても好きになれない人・好きでも嫌いでもなく何の感情も持っていない人を思いうかべます。

### 手順

1. 瞑想用スペースで瞑想する心がまえを整えます。まず数分間呼吸を見まもって心を静め雑念を払います。

2. とても魅力的だと思う人を心に浮かべます。その人をきちんと判断して見ていますか。理想化していないでしょうか。今と違って美しくなく、理知的でもなく、愉快でなくても変わらず好きですか。

3. 次にどうしても好きになれない人を思いうかべます。同じようにエクササイズを行いましょう。その人の全体像を見ていますか、平面的にカリカチュア化していないでしょうか。自分にとって魅力的かどうかでその人への愛情や親切心を変えていませんか。

4. 最後に何の感情も抱いていない、なじみのない人を思いうかべます。その人に対して中立的な立場なのは、自分にとって利益になるかどうかまだわからないからではないですか。こんな風にして人々を"3つの箱"に分類する行為の本質である利己主義を見いだして下さい。

5. 3人がそろって目の前に立っているところをヴィジュアライズします。3人とも幸せになりたくて、苦しみを避けたいと願っていることを心にとめましょう。3人全員に愛と思いやりを向けてみて下さい。よい・悪い・どうでもよいの3つに分類するよりも気持ちよく感じるはずです。

# 愛情

愛情を与え受けとるところをヴィジュアライズすると、毎日の生活のあらゆる面でもっと愛情深くなれる効果があります。世界はあなたのやさしさを求めています。

### メリット

- 愛情を与え受けとるよう後押しする
- 愛と思いやりを育む
- 人生がもっと楽しく充実したものになる

小さい頃に心を傷つけられた経験がある人は、何でもない抱擁を交わすこともつらいでしょう。言葉で愛情を示すことすら難しいかもしれません。心理的に押さえつけられて行く手をはばまれているのです。

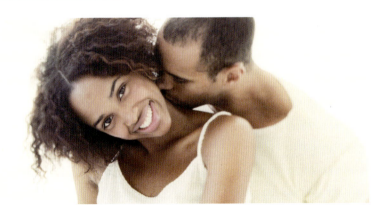

## 瞑 想

### 時

人生の中にもっと愛情を抱きたいという気になったらこの瞑想を行って下さい。

### 準備

愛情をうまく受け渡しできない問題点について書きだして下さい。原因は子ども時代にありますか。愛情が表現されない家庭でしたか。

### 手順

1. 瞑想用スペースでクッションかイスに座ります。または屋外で1人になれる静かなところを見つけて下さい。

2. 親しい人から抱きしめられているところをヴィジュアライズします。ここちよく、うれしく感じますか。そう感じなければ深呼吸をして体から力を抜きましょう。受容とリラクゼーションを吸いこみ、愛情を受けることについて抱いている恐れや不安を吐きだしてからあらためてヴィジュアライゼーションを行って下さい。スキンシップによる愛情を受けるのが心から気持ちよく感じるまでこれをくり返します。

3. 大切に思ってはいても、普段はスキンシップを避けている友人を思いうかべます。イメージの中であなたから愛情をこめて抱きしめ、大切に思う気持ちを表現して下さい。これをイメージしている時にどんな感情が浮かびますか。恐れや不安を感じる、または相手から拒否されるイメージが浮かんだら、自己受容を吸いこんで恐れや拒否などの不安を吐きだします。もう一度このヴィジュアライゼーションを行い、リラックスできて抱擁をし抱擁を返されるのがここちよく感じるまでプロセスをくり返します。

4. 毎日の生活で愛情を受け渡ししてみようと確認して瞑想を終えます。

# ホームレス

ホームレスの人のことを忘れてしまうのは簡単なことです。それはおそらくその姿を見たくないから、または全然彼らのことを知らないからでしょう。もしかすると、いつかは自分もあんな風になるかもしれないという無意識の恐怖心が頭をもたげるせいかもしれません。これはホームレスの人たちを心にとめ、思いやりの心を持てるようにする瞑想です。

### メリット

- 深刻な社会問題に対処する効果がある
- ホームレスの人たちを1人の人間として見られるようになる
- 思いやりを養う

ホームレスの人たちは見捨てられた存在です。繁栄を極める現代社会に生きていながらこの上なく貧しい第三世界に住んでいます。ホームレスの人たちに対して先入観がある人もいれば憐れみを覚える人もいるでしょう。しかしどちらも思いやりある態度とはいえません。

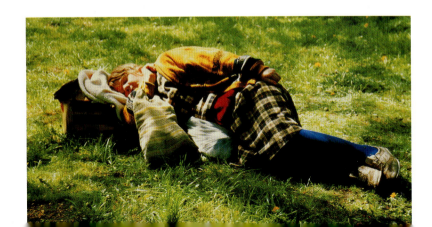

愛と思いやり

# 瞑 想

## 時

もっと思いやりを持ちたいと思ったらホームレスの人たちについて瞑想しましょう。

## 準備

ホームレスの人に出会ったら目をそらさず見つめ、何らかの形で心にとめます。

## 手順

**1** 瞑想用スペースで瞑想する心がまえを整えます。5分間呼吸を見まもって心を静めセンタリングを行います。

**2** 最近通りなどで出会ったホームレスの人をヴィジュアライズします。その姿を見た時に湧いたネガティブな感情を思いだします。あんな風になるのは嫌だと思いましたか。その存在、汚れた服、においを不愉快に感じましたか。怖いと思いましたか。憐れみを感じましたか。

**3** 相手の立場に自分を置いてみます。かつては仕事を持ちその日暮らしながらも生活していましたが、失業してしまいました。しかし蓄えもなく頼る親戚もいませんでした。ストレスからアルコールを飲むようになりました。そのうち現実感がなくなってきて路上生活を送る他はありませんでした。体は公衆トイレで洗います。ゴミ箱をあさって見つけた残りものを食べます。目を背けられると情けなくてたまりません。あっという間にこんなことになってしまってわけがわかりません。なす術もなく希望もありません。

**4** ホームレスの人を苦しんでいる1人の人間だと認識し、その苦しみを感じて下さい。何とかしなければという思いにかられたら、ホームレスの人を保護するシェルターや、路上生活者をなくす機関でボランティア活動をしましょう。そうでなくても今度ホームレスの人を見かけたらその人の存在を心にとめ、あなたの愛と思いやりを受けるに値する1人の人間として見て下さい。

瞑想のための手引き

# たがいに結びついていること

**あなたはあらゆるもの、そしてあらゆる人と結びついています。この忘れてはいけない事実について瞑想すると、孤立感やさみしさ、生きていても意味がないという思いをやわらげることができますし、すべての存在と結びついているという愛にあふれた気持ちを高められます。**

### メリット

- 孤立感をやわらげられる
- 人生に意味があると感じられるようになる
- 愛と思いやりを高める

　すべてが結びついているという考え方はスピリチュアルな概念にとどまりません。量子力学ではあなたと森羅万象が密接に結びついていると考えます。事実、物理学者はほかの系との相互作用を通じて初めてあなたを構成する粒子を観察できるのです。自分はひとりぼっちという孤独感にさいなまれていても心配は無用です。決してそんなことはないのですから。

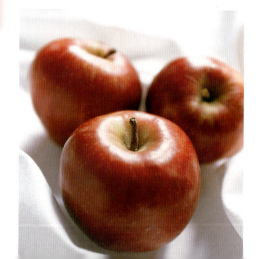

愛と思いやり

## 瞑想

### 時

この瞑想はどうしようもないほど孤独感にさいなまれ、孤立していると感じる時に行って下さい。

### 準備

リンゴを1個買い求めます。

### 手順

1. 瞑想用スペースでクッションかイスに座ります。リンゴを手もとに置いて下さい。数分間呼吸を見まもって精神を落ちつかせ、静めます。

2. 手前の祭壇か小さいテーブルにリンゴを置きます。そのリンゴが育った木が種だったところをヴィジュアライズします。リンゴの栽培農家の人が種を蒔き、ていねいに肥料を施しているところをイメージして下さい。その上を雲が流れて雨が地を潤します。世話は何年にも渡って続けられ、木は小鳥や虫の家にもなり、とうとうある日実をつけました。農家では人を雇ってその実を収穫しました。今あなたの手もとにあるリンゴは他のリンゴとともに箱につめられ、車で卸売り市場まで運ばれていきます。卸売業者がリンゴを買って店に売りました。リンゴはまた別のドライバーの運転で店まで運ばれます。店員がリンゴを店頭に並べます。そこへあなたがやってきて、瞑想に使おうとリンゴを手にしました。

3. リンゴの木と、その1個のリンゴをあなたのもとに届けた人々や車両を残さずヴィジュアライズします。そのプロセスのあらゆる面、リンゴを運んだ車を組み立てた人たちにいたるまで思いをはせるとさらに瞑想を発展させることができます。今この瞬間にもあなたは無数の存在と結びついています。それらなくしてあなたは存在できません。複雑に交差する森羅万象の網の中に編みこまれているのです。

4. リンゴを食べて瞑想をしめくくります。リンゴをあなたのもとに届けてくれたすべての人々との結びつきを感じて下さい。

# 奉仕の気持ち

自分だけで楽しみ自分のためにものごとを成しとげる、それだけが人生ではありません。もっと大きな定めがあります。これは人生の意味を広げて、自分はもちろん他の人の役に立てるようになる瞑想です。

### メリット

- 生きる動機の幅を広げる
- 人生に深い意味が加わる
- 他の人に対する愛と思いやりを養う

どうすれば家族・知人・コミュニティ・祖国・世界のために役立てるか知りたいと思いませんか。愛と奉仕の原点は家庭です。ごく身近な人たちの輪の中で、自分の得を計算せずに奉仕することを学びましょう。見返りを求めない円滑な関係を友人や家族と結んで下さい。

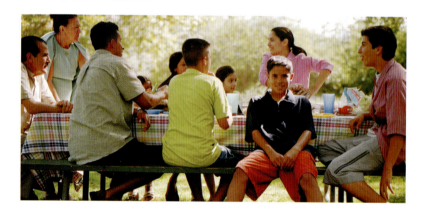

## 瞑 想

### 時

誰かの役に立ちたい時にこの瞑想を行います。

### 準備

家族や友人のためにもっと役立つにはどうすればよいかを考えます。

### 手順

1. 長めの散歩にでかけます。まず数ブロックほど呼吸に集中します。

2. 家族と友人を思いうかべます。そのメンバーについてどんな風に役立てるか自問します。本当の意味で喜んでもらうにはどうすればよいかを考えます。1人ずつ分けて思いを巡らせましょう。どう手助けすればもっと相手の生活が楽になるか自分に問いかけてみて下さい。ごくささいなことが役立つかもしれません。たとえば月に1度姉妹の子どもの面倒を見て、夫婦で食事や映画に行けるようにしてあげるだけでもよいのです。または夫が亡くなってからなかなか話し相手がいない母親の話にもっと耳を傾ける、そんなことでも十分です。

3. 次に自分自身の要求を思いうかべます。他の人を助けながら自分もケアするにはどうすればよいでしょうか。自分ができる範囲で、バランスよくしかも現実的な形で他の人に視点を移すとどうなるかを感じてみます。他の人の望みをどうすればかなえられるか考えると自分もうれしくなってくるはずです。

4. 散歩を終えるとともに瞑想も終えます。

瞑想のための手引き

# 愛と執着

p.242〜243の"無条件の愛"という瞑想でわかったように、本当の愛は相手に条件をつけませんし、こちらから注ぐ愛情に見返りを求めません。これは少し違う視点から同じテーマを探る瞑想です。

## メリット

- 愛と執着の違いを明らかにする
- 本当の愛を育む
- 人間関係を円滑にする

## 瞑 想

### 時

恋に落ちた時に行うとよい瞑想です。

### 準備

自分の人生に新たに現れた相手について書きだします。なぜ愛を感じるのかその理由にも注意します。

### 手順

1. 瞑想用スペースでクッションかイスに座ります。数分間深呼吸をします。次に楽な姿勢で床に横になって体をのばします。

2. 公園で芝生の上に横になっているところをイメージします。不意に美しい小鳥がそばに舞い降りてきました。驚くほど美しい鳥です。そんな鳥は目にしたこともありません。クリクリした目であなたを見つめながらかたわらでさえずる鳥を見ているとハートが喜びでいっぱいになります。小鳥もあなたと一緒にいるのを楽しんでいるのが伝わってき

愛と思いやり

　この瞑想では本当の愛情と非現実的なイメージの投射を分けます。性的な魅力と愛情を求める気持ちを混同するのはよくあることです。また誰かを理想化し、相手に幻想を抱いて愛と取りちがえるケースもありがちです。この場合、あなたが愛する相手は現実には存在せず、幻に執着しているのです。

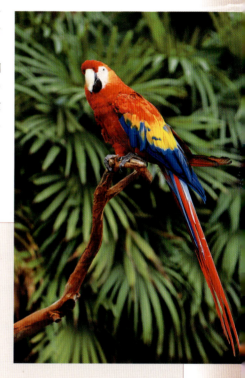

ます。しかもいつまでたってもあなたのそばにいます。小鳥と強い絆を感じるようになります。ところが急に風が吹いて小鳥は木立の中に飛び去ってしまいました。こんなに美しい生きものに会えたことがありがたく思え、その存在を知ったことも幸運に感じています。ともに過ごした時間に感謝の念が湧きます。

3 この体験が執着のない愛情です。新たな関係が始まったらこの感じを心にとめておくようにしましょう。

瞑想のための手引き

# 無限の愛

"無条件の愛"と組みあわせるのにぴったりの瞑想です。愛は条件などなくても存在できるばかりか、限りなくあふれ出ます。そして特別な相手に限らず誰もを抱きしめられるのです。

### メリット

- 愛する能力を広げる
- 愛には限りがあるという考えを打破する
- スピリチュアルな成長をうながす

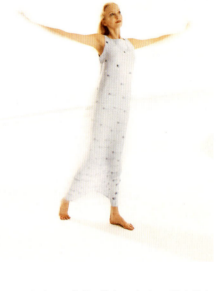

　与えられる愛には限りがあると思いこんでいませんか。愛が底をついたらそこでおしまい、というわけです。そこでいつしか愛を出し惜しみし、自分にとって一番重要な人——パートナー・家族・親友のためにだけ使えるよう取っておくことになります。しかしこれはまちがった考え方です。愛の本質は果てしなく限りもないからです。

## 瞑 想

### 時

ごく近しい人にしか愛を注げないと感じる時はこの瞑想を試して下さい。

### 準備

自分にとって大切な人10人を思いうかべ、なぜその相手を大事に思っているのかを考えます。

### 手順

1. 瞑想用スペースでクッションかイスに座ります。自分にとって無限の愛を象徴する存在の写真や絵、像などを祭壇の上に飾ります。神・キリスト・仏陀・観音・聖母マリア・自分の師など誰でもかまいません。数分間その写真や像などを見つめ、その神聖な存在や師の愛をどう感じるかじっくり考えます。

2. 自分が接した人にその無限の愛を広げていくさまをイメージします。ハートが無限に広がって、つきることなく水があふれ出す底なしの泉のように自分の愛がわき出るさまをヴィジュアライズして下さい。自分の愛が地球全体とそこに住むすべての人々をおおうところもヴィジュアライズします。誰であろうとすべての人々があなたの愛を受けるに足る価値を持っています。愛があなたのハートから無限の流れとなって放射されます。あなたは愛を与えるにあたって恐れることもなく、思いやりにあふれ、疲れも知りません。

3. 次に無限の愛を自分に向けて愛の環を閉じます。両手をハートにあて、祭壇の神聖な存在に愛とインスピレーションを与えてくれたことを感謝して瞑想を終えます。

# 菩薩の誓願

大乗仏教では、菩薩は悟りを開いたにもかかわらず衆生への深い思いやりから涅槃に入るのをやめた者ということになっています。これはそんな菩薩の誓願に触れる瞑想です。

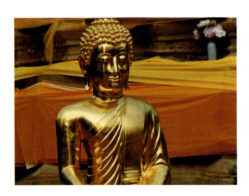

### メリット

- 菩薩の誓いについて知ることができる
- 生きるための高次の動機を育む
- 自分自身と他の人への思いやりを育む効果がある

　大乗仏教の中核は菩薩の誓願です。修行者は一切の衆生を苦しみから救うために悟りを得ることを誓います。ここで重視されるのは思いやりと奉仕の心です。六波羅蜜を行じることで自らも覚醒をめざしながら他者を助けることを誓うのです。六波羅蜜とは布施（ほどこすこと）・持戒（いましめを守ること）・忍辱（たえ忍ぶこと）・精進（はげむこと）・禅定（心を統一して安定させること）・智慧（真理を見きわめ学ぶこと）の6つです。仏教徒でなくても、また誓いを立てなくても六波羅蜜について瞑想することができます。

## 瞑想

## 時

六波羅蜜を生活に根づかせたい時にこの瞑想を行います。

## 準備

六波羅蜜を暗記しておきます。

## 手順

1. 静かな場所でクッションかイスに座ります。5分間呼吸に集中して瞑想し、心を静めるとともに六波羅蜜を瞑想する準備をします。

2. お金を寄付するなど自分の持っている"もの"でお布施できることを考えます。人々が暮らしやすくするために一生懸命働き、スピリチュアルな知識を出し惜しみせず分かちあいましょう。

3. 持戒について思いをめぐらせます。どうすれば不健全な行為を避け、道徳的な生活を送り、他の人のためになれるかを深く考えます。

4. 忍辱についてよく考えます。どうすれば怒らずに悪口や侮辱を我慢し、勇気をもって苦労に耐え、根気強く霊性を高められるかを熟慮します。

5. スピリチュアルな道に精進し、その熱意を保ち、自分を高める努力を放棄しないためにはどうすべきか熟慮します。

6. 禅定について深く考え、精神のコントロールのし方、行を通じてポジティブな性質を養うにはどうすればよいか、穏やかで落ちついた心を養うにはどうすべきかについて思いをめぐらせます。

7. 智慧について深く考え、本質について理解するにはどうすべきか熟考します。すべての行いには報いがあり、万物はもちつもたれつの関係にあることを理解しましょう。何をすれば本当の意味で相手を助けられるかを見きわめて下さい。

# 問題解決

# 問題解決のための瞑想

　瞑想は問題解決のための強力なツールになります。通常とは異なる角度から悩みの原因を見つめるようサポートしてくれるのです。何をやってもうまくいかないと感じる、そんな時は瞑想に目を向けて不安を静めて下さい。そして引き続き瞑想を行い、真正面から問題に向きあって、建設的で効果のある解決策を見つけましょう。

　あの不幸にあわなければ本当の愛情がわからなかったという人もたくさんいます。重い病気になって初めて命の大切さが実感できたという人もいます。このセクションではまず"ピンチはチャンス"を紹介します。極限の悲しみという灰の中にかくされた黄金を探しだすためのすばらしい瞑想です。

　何かをコントロールしようとする癖があるのはあなただけではありません。自分や相手、身のまわりの状況が思い通りにならないと気がすまない人は"手放しても大丈夫"を試して下さい。実は恐怖に追い立てられているのがわかるはずです。時にはモラルと倫理の面から悩むこともあるでしょう。"確実な道"を行えば八方ふさがりの状況でも自分の価値観を貫けます。特に正しいことを行うと自分が追いつめられかねないケースに効果的です。

体を動かす瞑想で悩みの原因を解決するには"歩く解決法"を行ってみましょう。経済面のストレスでいら立っている時は——手もとにあって起こる問題、足りなくて起こる問題、欲しいという気持ちによる問題などどんなことでも——"お金と仲直り"がおすすめです。負債がある場合は"借金を返す"で出費をおさえましょう。

かつてワーカホリックは問題視されていたのに、今や長時間働かないと昇進もおぼつきません。"ワーカホリック"はなぜこんなに働きづめなのか自問し、もっと生活のバランスを取るよう後押しする瞑想です。"鏡をのぞく"は種類を問わず問題を把握するのに役立ちます。"助けを求める"は必要なサポートを得るための瞑想です。

世の中の暗い面ばかり見る癖も問題です。"ネガティブシンキング"は自己破壊的な考え方を乗りこえられるよう手を貸してくれます。このセクションの最後で紹介する"責任"は自分の人生をまるごと引きうけられる力をつける瞑想です。

瞑想のための手引き

# ピンチはチャンス

**ピンチに陥った時、災難と思うかチャンスと思うかはあなた次第です。
これはその機会にポジティブに取り組めるようになる瞑想です。**

### メリット

- ポジティブな視点を持てるようになる
- 柔軟性と創造性を養う
- 危機に見舞われた際にストレスを減らす

　危機といっても精神的に疲れるものから打ちのめされるようなレベルまでさまざまです。金曜の午後に突然解雇を申しわたされ、終業時刻までに机を整理して帰るようにいわれた経験がある人もいるでしょう。家が火事ですっかり焼け落ちたなど、もっと悲惨な目にあった人もいるかもしれません。最初は災難のことで頭がいっぱいかもしれませんが、ショックがおさまったら視点を変えてみましょう。

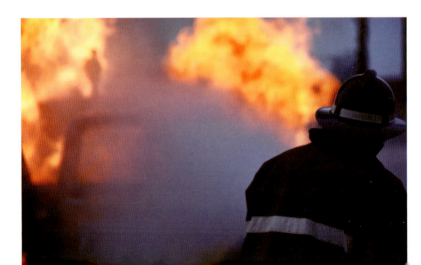

問題解決

## 瞑想

### 時

ショッキングなできごとがあった時に役立つ瞑想です。

### 準備

自分に起きたことについて3ページほど書きだします。その紙を持って瞑想行に入りましょう。

### 手順

1. 瞑想用スペースでクッションかイスに座ります。キャンドルをともし、祭壇がある場合は高次のパワーへ花とインセンスをそなえましょう。10分間、呼吸を見まもって瞑想します。心が静まったら次のステップに移ります。

2. 高次のパワーに自分の身に起きたことを伝えます。泣きたかったら我慢せず泣いてかまいません。

3. 次に、このショッキングなできごとから何かポジティブな要素を見つけられるよう高次のパワーに願います。静かに座ったまま、つらい時期を乗りこえるのに役立つ広い視野を与えてくれるよう祈りましょう。ハートと精神が開いて、このピンチにチャンスを見いだせるよう願って下さい。

4. 逆境の中で浮かび上がってきたチャンスについて書きだします。新しいことを学んだ、もっとよい仕事を見つけられるかもしれない、人生を仕切り直しできるなどがその例です。すっかり財産をなくしてしまったら、失ったことよりも自由に視点を移しましょう。チャンスと見るのは難しくても、何だか嘘っぽいと思えても、とにかく書きだして下さい。心からチャンスだと思えるようにする種まきになります。

5. つらい時期を支えてくれたことを高次のパワーに感謝して瞑想を終えます。

瞑想のための手引き

# 手放しても大丈夫

**コントロール**する癖について困っていませんか。誰かに人を縛るタイプだねといわれたことはないでしょうか。これは**手放す**ことをサポートする瞑想です。

### メリット

- 自分にとっても周囲の人にとっても人生が楽しくなる
- すべては変化するという事実を理解できるようになる
- 何もかもコントロールしたい気持ちを手放す効果がある

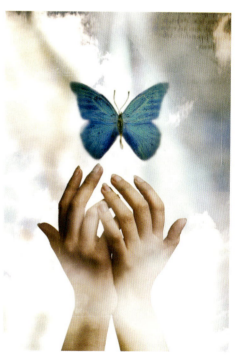

　あなたがコントロールしたがるタイプなら、愛する相手を束縛せずにいられない、またはコーヒーテーブルの上の雑誌をいつもの通りに重ねておかないと気がすまないかもしれません。そんな時は自分のふるまいからもっと視野を広げることが大切です。何が怖いのか自問してみて下さい。相手や自分の空間をコントロールしたがる願望の底にはとかく恐怖という動機があるものです。

問題解決

## 瞑想

### 時
コントロールする癖について何度も文句をいわれたらこの瞑想を行うとよいでしょう。

### 準備
たとえその時は仕方なかったと思えても、不安を覚えて誰かの行動をコントロールしたいと感じたケースを3つ書きだします。

### 手順

1 瞑想用スペースでクッションかイスに座ります。5分間呼吸を見まもります。

2 リストアップしたケースから1つ選んで下さい。その件について詳しく思いだしましょう。当時の感情を呼び起こして下さい。たとえばパートナーがイスを動かして、元どおりにしないまま部屋を出て行った時のことを思いだします。最初に感じたのは怒りでしたか。

3 思いどおりにものごとを運ぶのがなぜそんなに重要なのか自問してみます。そもそも他の人と生活をともにしている以上、すべてが意のままにはならないのではありませんか。怒りを感じないなら、恐怖を覚えますか。予想外のことが起こるのが怖いですか。もし何かあったら、なす術もなく、孤独で見捨てられたように感じますか。環境や身近な人、未来をコントロールすることで、予期できないつらい事件が起こらないようにしているのではありませんか。コントロール願望の裏にある恐れをさぐってみて下さい。

4 コントロール願望の裏に潜む恐れを探ることで、毎日1度に少しずつ束縛を止めていこうと心に誓いましょう。多少放っておいてもたいていは大事に至らないはずです。このプロセスでは自分に対するやさしさとおおらかさを忘れずに。

# 確実な道

"正しいことをする"と自分が不利になるかもしれない、そんな究極の選択を迫られている時に自分の道徳観と倫理観を守るのは難しいことです。これはあなたの心のままに"確実な道"を進めるようにする瞑想です。

### メリット

- 道徳観と倫理観を整理するのに役立つ
- 種類を問わず選択をサポートする
- 思いやりにもとづいた価値観を支持するよううながす

## 瞑想

### 時

自分の価値観を裏切らずに生きるための瞑想です。

### 準備

大切にしている価値観を日記に書きしるします。

### 手順

1 クッションかイスに座り、呼吸を見まもって5分間瞑想します。

2 悩みの種となっている状況を思いうかべます。悪い影響がなければどうしたいですか。自分の価値観と一番適合するのはどんな行動ですか。会うべき人と会って話し、適切と思われる行動を取っている自分をヴィジュアライズして下さい。

3 同じ状況をヴィジュアライズしますが、今度は正しいと思う行動を取ったらこうむりそうな悪い影響を思いうかべます。仕事または友人を失っ

問題解決

　友人から職場の倉庫の在庫を横流ししていると告白されたことはありませんか。マネージャーが承知の上で環境法に違反しているため会社に愛想がつきているけれども、仕事を辞めるわけにはいかない人はいないでしょうか。これらは毎日数え切れないほどの人が直面している事態です。どうすべきか整理するのに瞑想が役立ちます。

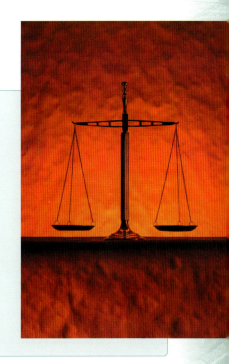

たらどんな気分になるか想像します。自分なりの人生の指針にそって行動したほうが気分がよいですか。自分の方針にしたがうと誰かを助け、また誰かを傷つけることになりますか。

4 2つに1つという明確な答えが出ないケースもあります。しかしベストの方法を思いつくには倫理的な選択をあれこれ考えつつ静かな時間を過ごすのが一番です。自分と関係者にとって最も思いやりのある選択ができるよう高次のパワーにサポートを願いましょう。

瞑想のための手引き

# 歩く解決法

難しい問題も、長めの散歩をして頭の中を整理すると解決に近づくことがあります。これは歩きながら問題を整理するための瞑想です。

### メリット

- 体を動かして問題解決をサポートする
- 自分がどう感じているか整理するのに役立つ
- 問題を系統立てて考えるのを後押しする

体を動かすと元気が出ます。ウォーキングは滞ったエネルギーを動かし、血行を促進し、固くなった関節をゆるめて前向きな考え方をもたらします。整理したい問題がある時は長めの散歩をして精神を集中し、選択肢を広げましょう。

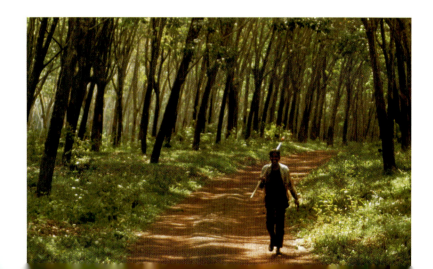

## 瞑想

### 時

問題に集中して瞑想しても解決策が浮かばない時はこの歩く瞑想を試して下さい。

### 準備

適切な服装ではきなれた靴をはきます。必要だと思ったら水筒も持参しましょう。歩き終わるまで1時間ほどかかるルートを決めておきます。

## 手順

1 まず5分ほど呼吸に集中して心を静め、ウォーキングに向けて心の準備を整えたら歩きはじめます。

2 解決できそうにない問題を思いうかべます。1歩踏みだすごとに解決策に近づいているとヴィジュアライズしましょう。それからジレンマに集中します。大学に戻るべきかどうか悩んでいたら、5〜10分間ほど"大学に戻る"決意を固めたとイメージします。心身にどんな感じがするか確認してみましょう。

3 さらに5〜10分間、今度は"大学には戻らない"選択をしたとイメージします。心身にどんな感じがしますか。

4 残りの道のりは、未知の第3の解決策を求めます。大学に残りながら、または思いきって退学して、技能実習制度または見習いで働くなどの解決策があるかもしれません。思わぬアイディアがひらめいたらオープンに受けいれましょう。

瞑想のための手引き

# お金と仲直り

**お金——手に入れ、持ち、欲しいと思う——はほとんどの人にとって生活の軸であり、多くの人にとっては大きな不安のもとでもあります。これはお金とうまくやっていくための瞑想です。**

### メリット

- 全体的な局面からお金を見ることができる
- お金に関する不安が減る
- 物質主義にかたよらない人生観をもたらす

　現代文化では、人と人が物を交換する際にお金をおもな手段として使います。時間の価値、持ちものの価値、仕事の価値をはかるのもお金です。私たちは文化として生活のあらゆる面をお金ではかる傾向を全体的によしとしてきました。しかし人同士の関わりあいや人間としての存在にはお金に換算できないものがあります。瞑想を行うと器が小さくて物質主義にかたよった人生観から解放され、お金とうまくつきあえるようになる効果があります。

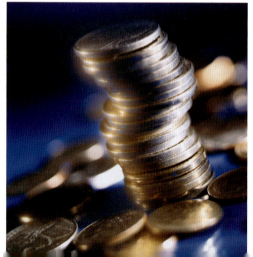

問題解決

# 瞑 想

## 時

お金のことばかり考えている時はこの瞑想を行って下さい。

## 準備

自分にとってお金はどんな意味を持つか、人生でどういう役割を果たしているか書きだしておきます。

## 手順

1. 瞑想用スペースでクッションかイスに座ります。1人になれる静かな場所を確保して下さい。数分間深呼吸をして雑念を払い、体をリラックスさせます。

2. 準備で書いたことを読み、横に置きます。お金が手もとにある時どんな風に感じるかよく考えてみて下さい。現実感と充実感が増しますか。お金がない時よりもしっかり存在しているという感じがしますか。

3. 次に一文なしになったところをイメージします。面目がつぶれ、自信をくじかれ、人としての価値がなくなったと感じますか。お金を持っていてもいなくても、自分という存在が充実したり希薄になったりしないことに気づいて下さい。お金という概念がどう働いて自分の価値を上下しているように感じるのかじっくり考えてみます。

4. 金銭的な価値でははかれないことを10個あげます。パートナーの愛情に満ちたまなざし、友人との楽しい会話、子どもの笑い声、ペットのゆかいな仕種などもその例です。

5. お金のあるなしにかかわらず自分は価値があると思い定めて瞑想を終えます。お金の意味について瞑想し、物質主義にかたよった文化から送りこまれるメッセージに負けないことを心に誓って下さい。お金では買えない貴重な経験を意識して見いだし、大切にするようにしましょう。

瞑想のための手引き

# 借金を返す

クレジットカードによる負債が増えています。身の丈を越えた暮らしをする習慣は精神的にも肉体的にも、そしてスピリチュアルな面からもあなたの足を引っぱります。これは負債がある生活から抜けだす勇気を手にするための瞑想です。

### メリット

- 負債があることを自分で認められる
- 借金返済をサポートする
- 負債の悪影響に気づくようううながされる

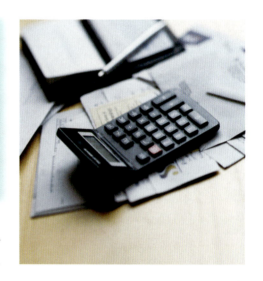

クレジットカードはすぐ手に入るのでつい使ってしまいます。何かが欲しいと思ったら、今すぐ手に入れずにいられません。クレジットカードの負債は毎月増えていき、あなたはこのへんで清算しようと決意します。なのにまた1つ新しいものを買ってしまう……このくり返しではありませんか。これは自分の負債を真正面から見つめ、額を減らす策を講じるための瞑想です。

## 瞑想

### 時

クレジットカードの負債が増えて困っている時は、負債の残高がゼロになるまで毎週この瞑想を行います。

### 準備

クレジットカードの明細書と、自動車や住宅のローンなど借金の計算書をまとめておきます。

### 手順

**1** 瞑想用スペースでクッションかイスに座ります。キャンドルをともして集中力を高めます。祭壇があればその上にキャンドルを置きましょう。

**2** 明細書をまとめて負債の総額を計算します。その額を声に出して"私には○○円の負債があります"といいましょう。意識にその事実を浸透させます。事実を声に出していったらどう感じましたか。何も感じなくても、または恐れ・不安・後ろめたさなど何らかの感情を覚えても、心の動きに注意します。総額を声に出していった時、体にどんな感覚を覚えましたか。緊張感がありましたか、それとも息がつまりましたか。

**3** 負債の大きさを自分で認めたら、自分自身と、出費をコントロールできないでいる状況に思いやりを向けます。この思いやりというスタンスから、どんなに時間がかかろうとも負債を返すことを心に誓います。出費のコントロールをサポートし、必要ならば専門家の手を借りる勇気をくれるよう高次のパワーに願います。

**4** 祭壇に明細書とクレジットカードを置いて瞑想を終えます。クレジットカードでの支払いをやめ、毎月多少でも残額を支払って負債を減らしていくことを高次のパワーに誓いましょう。

# ワーカホリック

"仕事中毒"といわれていた労働形態は、今やホワイトカラー層にとってスタンダードになりつつあります。会社で人より先んじたいならば長時間労働に加えて家にまで仕事を持ち帰ることが期待されています。これはもっとよい別の道を見つけるための瞑想です。

## メリット

- 一般的な仕事倫理を問い直す
- バランスの取れた生活をもたらす
- 誰かとの親密な関係を避けるために仕事を利用しないようにする

専門職についている人ならかなりのサラリーを得ているでしょう。しかしよく考えてみて下さい。週に80時間働き、疲れてとても料理できないため毎晩外食し、洗濯機を回すひまもないせいで衣類はドライクリーニングに出していませんか。取引相手の接待に時間を費やし、何かあればすぐに駆けつけるのがあたりまえになっていないでしょうか。どこかおかしいと感じませんか。

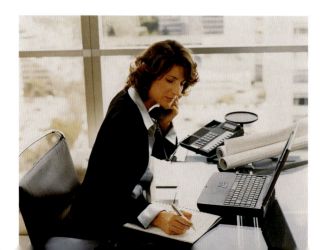

問題解決

## 瞑 想

## 時

あまりにペースの早いライフスタイルに疑問を抱きはじめたらこの瞑想を行って下さい。

## 準備

1週間の標準的なスケジュールを書きだします。

## 手順

1 瞑想用スペースでクッションかイスに座ります。5分間呼吸を見まもって瞑想します。

2 スケジュールを見返します。大切な人や友人とはどれくらい一緒に時間を過ごしましたか。一晩に8時間の睡眠を取っていますか。週のどこでリラックスする自由時間を取っていますか。きちんと食事をして運動をしていますか。スピリチュアルな生活にも配慮しましたか。親しい関係から逃げるために多忙なスケジュールを利用していませんか。収入を実際の時給に換算するとどれくらいになりますか。

3 今度は長期の目標について考えます。どんなことをなしとげたいですか。この世を去る時、どんな人生を送りたかったと思うでしょうか。

4 生活の中で実践したい性質について考えます。ぬくもり・愛情・楽しみ・ゆとり・スピリチュアルな成長・自然の中で過ごす時間などを望みますか。現在の生活はあなたが望む要素を手にするのに役立っていますか。

5 自分にとって一番大切なことを確認し、もっとバランスの取れた生活を実現することを心に誓って瞑想を終えます。

瞑想のための手引き

# 鏡をのぞく

誰でも長期に渡って抱える障害や問題があるものです。あなただけが困っているわけではありません。勇気を持って誠実に問題に直面すべき時ではありませんか。

### メリット

- 否定を乗りこえるのに役立つ
- 問題に直面できるよう後押しする
- 正直さと自己受容をうながす

これは否定を乗りこえるためのシンプルな瞑想です。自分が問題を抱えていると認めるのは難しいでしょう。とまどったり恥ずかしいと感じたりして頭の中から追いだし、いつの間にか魔法のように問題が解決するのを待っているのではないでしょうか。体の調子で気になることがあるのに、ガンだと判明するのが怖くて診察を受けないでいる人もいるでしょう。買いもの依存症気味で、最近コントロールができなくなっている人もいるかもしれません。体重表でチェックすると適正体重をはるかにオーバーし、今や肥満状態なのに気づいている人もいるはずです。人間ですから問題があっても当然です。重要なのは直面できるかどうかなのです。

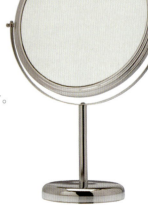

問題解決

# 瞑 想

## 時

問題から逃げていると感じたらこの瞑想を行います。

## 準備

大きな鏡の真正面に立ちます。

## 手順

1 1人になれる時間を確保します。バスルームの鏡か姿見の前に立ちます。

2 鏡に映る自分の姿を見つめます。自分の好きなところを3つ、声に出していいます。聞き上手、とても知性的、料理がうまいなどでもかまいません。あなたを見かえしているその人に愛情を抱いて下さい。今葛藤しているのはわかるけれども、足を引っぱっている問題を認めることが大切なのだと自分にいいきかせましょう。

3 はっきりと声に出して、目を背けている問題を自分にいいます。たとえば"私は太りすぎていて健康のために減量する必要があります"というわけです。この宣言を3回くり返します。

4 これから24時間以内に問題解決のための第1歩を踏みだすことを心に誓います。どうするつもりか声に出していいましょう。これも3回くり返します。

5 自分の勇気と正直さをほめて瞑想を終えます。

# 助けを求める

問題を抱えていてもなかなか助けを求められないことがあります。誰かに知られるくらいなら死んでしまったほうがまし、そんな風に思っていないでしょうか。これは羞恥心を克服して必要な助けを得られるようサポートする瞑想です。

### メリット

- 必要な手助けを得られるよう後押しする
- 羞恥心が減る
- サポートとはげましをもたらす

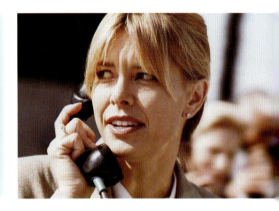

　現在は問題の解決に力を貸すサポート体制がかつてないほど充実し、心理・スピリチュアル・健康・経済などのあらゆる面がカバーされていますし、サポートを活用する人も増えつつあります。昔は心理療法家にかかるなど恥ずかしいというイメージがありましたが、今はそんなこともありません。しかしプライド・拒否・恐れなどさまざまな理由から、必要な助けを求められないでいることがあります。

問題解決

## 瞑 想

### 時
自分1人では解決できない問題があるのにSOSを出せないときはこの瞑想がぴったりです。

### 準備
問題解決には誰かの助けが必要だと認めます。

### 手順

1. 瞑想用スペースでクッションかイスに座ります。数分間深呼吸をします。目の前に高次のパワーがいるとヴィジュアライズします。高次のパワーを信じていない人は自分の中の叡知が目の前に座っているとイメージして下さい。

2. 現在困っていることについて高次のパワーに伝えます。依存症で苦しんでいるならそれを告げます。怒りに対処するための助けが必要ならそのことを話しましょう。どんな問題でも包みかくさず伝えて下さい。高次のパワーがやさしく批判をせずに耳を傾けるさまをヴィジュアライズします。

3. なかなか助けを求められないでいる理由を高次のパワーに打ち明けます。問題解決には誰かの手を借りねばならないことを認め、電話をかけるまたはアポイントを取るなど第1歩を踏みだすのを助けてほしいと頼みます。あなたがとうとう意地を張るのをやめ、問題を認めて、1人では対処できないと判断した良識を喜ぶ高次のパワーをイメージしましょう。いつでも一緒にいると約束する高次のパワーを思いえがいて下さい。

4. 助けを求めることを自分と高次のパワーに誓って瞑想を終えます。これこそがあなたの勇気と知性なのです。

# ネガティブシンキング

ネガティブシンキングは人類全体にはびこる共通の問題です。あなたがネガティブな考え方の持ち主なら、その習慣が人生を左右するパワーの大きさに気づいていないのです。

### メリット

- ネガティブシンキングの癖を浮かびあがらせる
- ネガティブシンキングの理由を検討する
- ポジティブな人生観を養う

## 瞑想

### 時

丸1日かかるところが他の瞑想とは少し違います。

### 準備

考え方や話し方でついネガティブになる時の流れを思いうかべます。

### 手順

1. 丸1日の間、ネガティブなことをいうのも考えるのもやめます。ネガティブなまたは辛辣なコメントをしたくなった時、誰かまたは何かについて否定的に考えた時はそれを意識します。ネガティブな考えが浮かぶのを気にするようになると、自分の気持ちがいかに後ろむきか驚くことでしょう。

問題解決

　現実は考え方によって決まります。真っ先にこの世の暗い面を見る癖があるのなら、暗黒の世界に住むことになります。人やアイディア、ものごとの欠点ばかりクローズアップして見る習慣がある場合もこの世界に満足することはないでしょう。現実的または賢明なだけだとか、識別力があるだけだなどと思っているかもしれません。しかし実はゆがんだ世界観にとらわれているのです。ネガティブシンキングは健康ばかりか人間関係にも、そしてスピリチュアルな生活にも悪い影響をもたらします。

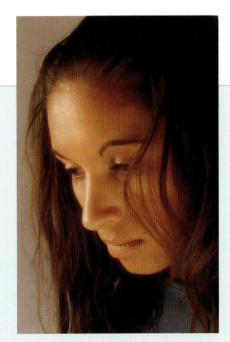

2 自分を容認し、ネガティブな要素をただ心にとめましょう。自分を責める必要はありません。ずいぶん気持ちがネガティブなんだなあと笑い飛ばしましょう。この瞑想をきっかけにしてもっとポジティブで好意的な考え方や言葉を選ぶようにして下さい。

# 責任

**自分の問題を誰かのせいにすると楽でしょう。他の人・天気・経済状況などに自分の行動の責任をなすりつける癖は単なるごまかしにすぎませんし、自分をおとしめることにもなります。**

### メリット

- 自分の行動に責任を取れるようになる
- 誠実になれる
- 他人を責める癖をやめられる

すぐに責任転嫁をするのは自分自身を傷つけているのと同じです。自分のふるまいを見つめるのが怖いか批判や失敗を恐れているのでしょう。思いどおりにいかない時に自分のことだけは省みない人もいます。しかし自分の行為に責任を取らなければ、学び成長する機会を自ら奪っているのです。

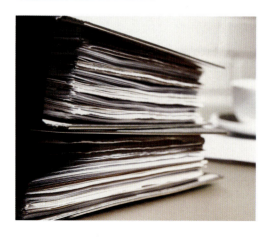

問題解決

## 瞑　想

### 時

誰かを責めたい気持ちになったらこの瞑想を試して下さい。

### 準備

自分がぶつかったトラブルのことで誰かを責めた時のことを思いうかべます。

### 手順

1 瞑想用スペースでクッションかイスに座ります。5分間呼吸を見まもって瞑想します。

2 自分のせいではなく、誰かの行為によってトラブルが起こった状況やプロジェクトを思いうかべます。たとえば締めきりが明日に迫った重要な計画書を仕あげ、翌日配達の特急便で送るようアシスタントに指示したのに、アシスタントはそれを忘れてしまいました。上司から大目玉をくらったあなたはアシスタントを責めます。アシスタントを責めた時、どんな気分がしますか。

3 今度は、期日までに計画書を書きあげて届くようにするのは自分の責任だという視点に立ちます。どんな気分がしますか。主体性がつき自信が湧きませんか。十分に責任感を感じると自分の失敗から学ぶことができます。きっと次回は早めに計画書を完成させて確実に前日までに到着するよう手配するはずです。

4 似た状況で、自分のミスなのに誰かを責めたケースを思いうかべます。その状況を反省し、今度はきちんと責任を取りましょう。どんなことを学べましたか。責任を取ることでどんな風に主体性と自信が高まりましたか。

夢をかなえる

# 夢をかなえるための瞑想

　意識を集中させてヴィジュアライゼーションを行うと、ハートと精神がうまく働いて自分の望む人生を作りあげることができます。実現させたいことについて瞑想するとエネルギーが集中し努力をサポートするのです。瞑想を通してパワフルな潜在意識を動員し、人生の目標を実現するために活用するわけです。夢を実現させたい動機と理由について整理する必要もあります。こうすることで自分の望みが自分に限らずすべての人のためになることを確認しておけます。最初の瞑想"すべてにとって一番よい状態"はこの点を取りあげます。

　大人になると子ども時代の夢は棚あげになってしまうものです。"埋もれた財宝"はあなたの失われた夢を発掘するための瞑想です。今の仕事に満足できないでいるなら"ソウルワーク"を。魂の食事になるような仕事を見つけるのに役立ちます。幸福になるためにはどうふるまうかが大切ですが、同じくらい重要なのが住む場所です。"土地のスピリット"はどこならしっくりくるか探すための瞑想です。

　誰でもソウルメイトになるような特別な相手が人生に現れてほしいと思うものです。ソウルメイトはスピリチュアルな旅を共に歩む道連れであることが多いのですが、生まれる前から知っていたような気になるほど親しく

深い関係で結ばれるものです。"ソウルメイト"はそんな相手を探すのを助けます。あなたの家はあなたの延長であり、魂の住まいです。"スピリットハウス"はあなたの住む空間を神聖なものにします。

　夢をかなえたいなら時には思いきってジャンプすることも必要です。"飛躍"はそのための勇気が出るようサポートします。先のばしするタイプなら夢もペンディングのままではありませんか。瞑想を通して行動に移すよう後押しするのが"先のばし"です。誰でも毎日たくさんの決断をしています。"スピリチュアルな決断"でハイヤーセルフに決断をまかせてみませんか。

　あなたが視覚重視タイプなら"夢の地図"を試して下さい。実現させたい夢を視覚的に表した絵を作ります。"次のステップ"は夢をかなえるために取るべき行動を理解し実行に移せるようサポートします。"喜びをガイドに"は喜びを基準にして決断をするよう求める瞑想です。夢の実現にはまず障害物を取りのぞかねばなりません。"過去を手放す"はあなたと夢の前に立ちふさがる古い感情の荷物を手放すのに役立ちます。最後に紹介するのが"旅行者"です。想像だけで旅行を楽しんでいる方はぜひ腰をあげて実際の旅にでかけて下さい。

瞑想のための手引き

# すべてにとって一番よい状態

起業したい、家を建てたい、本を書きたいなど夢があるなら、自分のためだけではなくすべてにとって最高の結果をもたらすために夢をかなえましょう。

### メリット

- 利己主義をやわらげる
- すべての存在とリンクさせる
- 知恵をもたらす

## 瞑想

### 時

プロジェクトを立ちあげたい、または夢をかなえたい時にこの瞑想を行って下さい。

### 準備

実現させたいことを書きだします。人間関係・ビジネス・住まい、心から望むことならなんでもかまいません。

### 手順

1 瞑想用スペースでクッションかイスに座ります。キャンドルをともして祭壇に置きます。高次のパワーを招いてこの瞑想に参加してもらい、ささいなことでもまたは大きなことでも望みを実現させるための取り組みを導いてもらいます。

2 自分が実現させたいことを思いうかべます。その夢、または人間関係・プロジェクトなどが自分を含めてあらゆる存在に役立つよう高次のパワーに祈ります。プロジェクトに関わるすべての決断と行動が、そんな無私の動機に導かれるよう願って下さい。

夢をかなえる

　すべてが一番うまくおさまるように夢をかなえると、自分のためになるのはもちろん地球全体に貢献することになります。起業するのが夢でもお金もうけだけが目的では、すべてにとって最高の結果になるかどうかはわかりません。製品を作りたくてもそれが環境を破壊するおそれがある場合は、選択を考え直したほうがよいでしょう。それよりも自分を含めてあらゆる存在に役立つ会社を設立する案を考えてみて下さい。こういう思いやりのある動機を持つことで宇宙のエネルギーと同調できるのです。

3 夢が実現したさまをヴィジュアライズします。どんな光景が見えますか。どんな風に感じますか。ビジネスの夢ならオフィスにいて従業員とミーティングをしているところをイメージします。公職選挙に立候補したいなら、選挙演説を行っている自分を思いうかべます。夢が現実になった時、自分の中の最高の理想とすべての存在にとっての利益にそっていますか。

4 夢が本当にすべての存在にとって最善の結果につながるもので、ぜひ実現させたいと感じたら、紙に書きだして銀の箱に入れて祭壇に置きます。実現に手を貸してくれるよう高次のパワーに願いましょう。

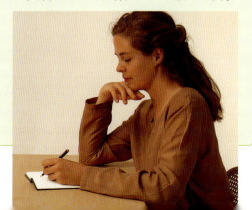

瞑想のための手引き

# 埋もれた財宝

若い頃は胸がときめく夢がたくさんあったことでしょう。結婚し、子供が生まれ、生活のために働くなど年齢を重ね責任が重くなるにつれて、そんな夢を置きざりにしている人も多いのではないでしょうか。この埋もれた財宝について瞑想し、夢についていってみましょう。

### メリット

- かなわなかった夢ともう1度結びつける
- かなわなかった夢が宝物だと理解できる
- 人生のヴィジョンが広がる

子どもの時、何になりたかったですか。消防士、ミュージシャン、画家、それとも作家ですか。登山を夢見ていた人もいるでしょう。ずっと埋もれていた夢はどんなものでしょうか。

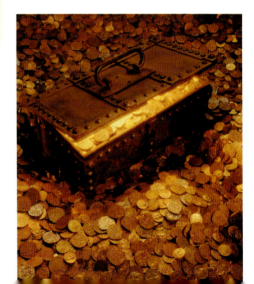

頁の右上: 夢をかなえる

# 瞑想

## 時

人生に活力を吹きこみたい時はこの瞑想を試して下さい。

## 準備

子どものころの夢と関心を持っていたことについて書きだします。

## 手順

1 床に敷いたマットの上に体を横たえます。必要と思ったら毛布をかけます。数分間深呼吸をして、頭からつま先まで全身をリラックスさせます。

2 瞑想の準備で書いたことを思いうかべます。子ども時代の夢で一番重要なものを選びます。幼稚またはとうてい不可能に思えるものでもかまいません。スーパーマンかワンダーウーマンになりたいという夢でも十分です。ミュージシャンになりたい、馬を飼いたいなどの夢でも、現在の生活と関係ないからといって退けないで下さい。

3 子どものころの夢通りになっているさまをヴィジュアライズします。夢がかなったらどんな生活を送っているか想像をめぐらせましょう。屋外にいて動物と関わっていますか、誰かを救助していますか。今でもその夢を抱くと胸がおどりますか。

4 次に少なくとも夢の一部を大人になった生活で実現する方法を考えます。馬を飼いたかった人は今度の週末に乗馬に挑戦しましょう。ワンダーウーマンになりたかった人はボランティア活動に参加して恵まれない子どもたちの英雄になりましょう。ミュージシャンになるのが夢だった人はピアノのレッスンを始めましょう。

5 子ども時代の情熱を取りもどすことで人生にエネルギーを吹きこむことを心に誓って瞑想を終えます。

# ソウルワーク

**この人生であなたが行うべきことは何でしょうか。あなただけができる貢献はどんなことでしょう。この重要きわまりない問いかけをちょっとしたソウルワークでさぐってみましょう。**

### メリット

- 重要な問題に集中できる
- 人生をかけた仕事を実現させるようサポートする
- 高次の自分を表現するよううながす

　今の仕事は魂の栄養になっていますか。お金について心配しなくてよいならどのように日々を送りたいですか。どんな仕事だったら朝ベッドから飛び起きて、勇んで1日のスタートを切れるでしょうか。

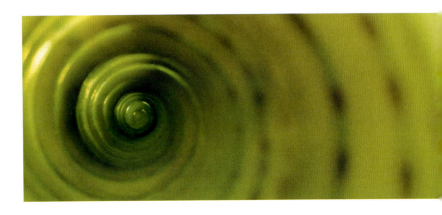

## 瞑想

### 時

人生の岐路にさしかかり、新しい何かを始めるべきだと感じたらこの瞑想を行って下さい。

### 準備

思いをめぐらし、心の奥から一番大切だと思うもの、一番心が踊るものについて書きだします。

### 手順

1 瞑想用スペースでクッションかイスに座ります。キャンドルをともしてインセンスを焚き、この瞬間と自分の人生の神聖さをあらためて確かめます。数分間呼吸を見まもって瞑想し、心を静めて体をリラックスさせます。

2 瞑想の準備で書いたことを声に出して読みます。家族・世界平和・環境などが一番大切だと書いた人もいるでしょう。科学のことを考えると胸の奥に火がともるように感じる人もいるでしょう。どんな感情が浮かんでも受けいれましょう。胸が躍りますか、悲しくなりましたか、怒りが湧きましたか。家族は、あなたがしかるべき地位を得たがっていると感じているかもしれません。その夢がかなわない公園局の仕事を辞めるようにという家族の声に耳を貸しましたか。大切な相手と十分な時間を過ごしていますか。

3 現在人生をどんな風に送っているか、それが準備で書きだしたことを尊重したものであるかどうかをよく考えます。この場合まちがいか否かは関係ありません。ただ意識して下さい。大切なこと、胸が躍ることを知ると、もっと充実した人生へ踏みだすきっかけになるのです。

瞑想のための手引き

# 土地のスピリット

**今住んでいる場所に満足していますか。もっと別の場所のほうが合っているのではありませんか。これはあなたの体とスピリットにふさわしい場所を探すための瞑想です。**

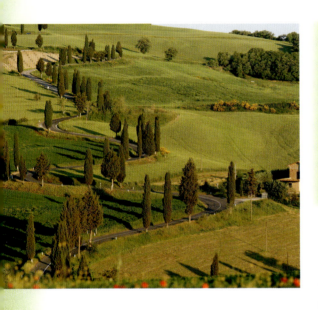

### メリット

- 住むのに適切な場所を見つけるのをサポートする
- 体と魂についてよく考えるようになる
- 現在住んでいる場所について評価するのに役立つ

　海が好きですか、それとも山、砂漠がお気に入りですか。しっくりくるのは大都市、それともこぢんまりした町ですか。ご近所づきあいは充実感にどれくらい重要ですか。どこに住むのが夢ですか。今いる場所に満足していますか。これらは腰を落ちつけるベストの場所を探すのに重要な質問です。

夢をかなえる

# 瞑 想

## 時

現在住んでいる場所との結びつきを強めたい時はこの瞑想を試して下さい。

## 準備

自分が住みたい理想の場所について書きだします。とても無理、または非現実的な場所でもかまいません。

## 手順

1 床にマットを敷いて横になります。余分な力を抜きましょう。必要と思ったら毛布をかけて下さい。数分間深呼吸をし、つま先から頭頂部まで筋肉をすべてリラックスさせます。

2 自分が住みたい理想の場所をヴィジュアライズします。その町・都市・田園地帯などについて詳しく思いうかべましょう。大都市の一角ですか、小さな町ですか。今住んでいる地方の田園地帯ですか、それとも世界のどこか別の場所ですか。どんな建物がありますか。

3 次は気候です。理想の場所は熱帯地方ですか、温帯、それとも寒い地方ですか。そこにふさわしい服装をしている自分をイメージします。理想の場所に住んでいる人々も思いうかべます。年配それとも若い人ですか、進歩的それとも保守的、知的それともスポーツ好きな人たちでしょうか。

4 どんな家に住んでいますか。大邸宅それとも小さな家、絵のように美しいまたはこぢんまりした家、堂々とした表がまえそれとも質素な住宅ですか。誰と住んでいますか。この場所について他に重要なことはありますか。なぜそこはあなたの体と魂を養うのでしょうか。

5 理想の場所に住んでいる場合はその事実に感謝しましょう。どこかに引っ越したい時は心の奥からしっくりくる場所が見つかるまでこの瞑想をくり返します。

# ソウルメイト

**配偶者や友人がソウルメイトかもしれません。あなたが深く愛し、あなたのスピリチュアルな旅を理解してともに歩んでくれるのがソウルメイトです。**

### メリット

- ソウルメイトを見つけるようううながす
- 誰かのソウルメイトになるよう後押しする
- ソウルメイトに会った時にそれとわかるようになる

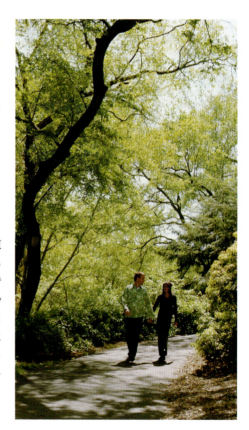

　ソウルメイトとは、スピリチュアルな成長という同じ道で何度も生まれかわりながら関わりあってきた人のことです。肉体的な魅力を感じてやまないかもしれませんし、まるできょうだいのように感じる場合もあるでしょう。ソウルメイトがいると、同じ道をともに歩む巡礼者同士のような気持ちになります。

夢をかなえる

## 瞑想

### 時

ソウルメイトを引きよせたい時は30日間この瞑想を行って下さい。

### 準備

自分のスピリチュアルな旅について理解を深めるため、スピリチュアル面に関する今までの歩みを書きだします。子ども時代から今にいたるまで、信仰とスピリチュアルな成長を追って下さい。

### 手順

1. 床に敷いたマットに横になります。余分な力を抜いて深呼吸し、十分にリラックスします。

2. 心の中でスピリチュアルな歴史の主な点を振り返ります。現在、スピリチュアルな道のどこにいるかをよく考えます。自分のスピリチュアルな道はどのようなものだと思いますか。今、そしてこれから、自分のためにどういうスピリチュアルな務めを行うつもりですか。

3. ソウルメイトに出会った場面をヴィジュアライズします。その人は男性ですか、それとも女性ですか。コーヒーショップまたは何かの行事で出会いましたか。どんな容姿で、どんな性格の持ち主ですか。繊細、知的、はげまされる、または大らかですか。

4. 過去世で何度もその相手を知っていたとイメージします。初めて会ったのではなく再会したのです。その人はスピリチュアルなパートナーで、あなたと同じスピリチュアルな行にはげんでいます。スピリチュアルな運命をまっとうするために支えあっているとイメージして下さい。信じあい、ともにスピリチュアルな行とやさしさ、献身にいそしめる友人を持てたことを幸せに感じましょう。

5. 遠くない未来にこの相手に会えるよう高次のパワーにサポートを願って瞑想を終えます。

瞑想のための手引き

# スピリットハウス

**一軒家でも借りているアパートメントでも、住まいは物思いにふける、瞑想する、儀式を行うなど特別な空間になります。これは魂にとっての神聖なサンクチュアリとなる生活空間を作るための瞑想です。**

### メリット

- 心の糧となる生活空間を作るのに役立つ
- 自分のスピリットを大切にするよううながされる
- 神聖な空間を作るのに役立つ

あたたかく、心がほっとして、美しく神聖な家やアパートメントに住みたいと思いませんか。しかし現実はあなたにとっても持ちものにとっても住み心地のよくない、整理のままならないゴミだらけのところになっていないでしょうか。どう変えたいか瞑想してそんな住まいをさま変わりさせましょう。

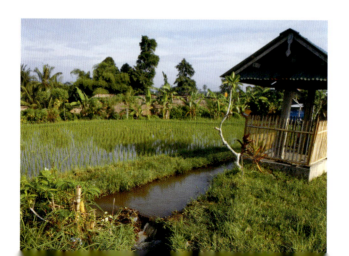

夢をかなえる

## 瞑 想

## 時

生活空間を、あなたがスピリチュアルな存在であるという事実を表す場所にしたい時はこの瞑想を試して下さい。

## 準備

部屋を1つずつのぞきながら生活空間全体をまわります。肉体的・精神的・感情的・スピリチュアル的にそれぞれの部屋がどう感じるか確認しておきます。

## 手順

1. 住まいを見てまわったら瞑想用スペースでクッションかイスに座ります。目を閉じて数分間深呼吸をします。

2. 住まいの見た目や感じに満足できなかったら、こうあってほしいというさまをイメージします。瞑想用の神聖な一角を作ってあったら、住まい全体を神聖にするにはどうすればよいかを考えてみましょう。心地よさ・落ちつき・ぬくもり、その他あなたが望む性質を表すにはどんな風に装飾・アレンジすればよいでしょうか。どんな風になれば生活空間はあなたのスピリットを尊重していることになりますか。魂のための住まいを作るにはどうすればよいでしょうか。

3. スピリットが満足する家にいる自分をイメージします。どんな外見で、どのような感じがしますか。今住んでいるところとどう違うでしょうか。どんな風に魂を育みますか。現在の生活空間を変身させるには何をすべきですか。ペイントを塗るか家具や照明を配置しなおす必要がありますか、または掃除をしなくてはいけませんか。

4. 1週間ほどこの瞑想を毎日行ってから模様がえに着手します。手を入れる時はあせらず、体・精神・スピリットを総動員して下さい。

# 飛躍

夢を実現させたいのに何となく怖くて棚あげにしていませんか。思いきってジャンプし、理想を現実にするにはこの瞑想を試して下さい。

## メリット

- 実現をはばむ恐れを確認できる
- 恐れからわくわくする期待感に焦点が移る
- チャンスをつかむよう後押しする

## 瞑 想

### 時

夢を実現する準備ができているのに前進するのが怖いときはこの瞑想を行って下さい。

### 準備

人生で実現したいことと、それを押しとどめているものを書きだします。

### 手順

1. 瞑想用スペースでクッションかイスに座ります。呼吸を見まもって5分間瞑想します。

2. 実現させたい夢を思いうかべます。現実のものにするための1歩を踏みだせないでいる理由を自問します。自分についての思いこみと、それがどのように道をはばんでいるかを確認しましょう。

夢をかなえる

安全に対処できること、実際に手がけられること、現実的に手に入る範囲などを無意識または意識的に判断し、そのせいで次の1歩が踏みだせないでいませんか。自由な成長と夢の実現は、可能性に水を差すそんな判断やものの考え方、自己イメージを改められるかどうかにかかっています。

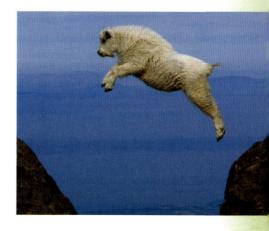

3 昔から乗馬を習いたいと思っているのに、ケガをするのがこわい、自分のライフスタイルにとってはぜいたくすぎる、こんな楽しみを味わう資格がないなどと感じているのなら、そんな思いこみを検討して新たな考え方と入れかえましょう。たくさんの人がケガもせずに乗馬している、心の糧となるものにこそお金を使うべきだ、おもしろいことをして人生を楽しむ資格があるのは当然だなどと考えるわけです。

4 夢を実現する第1歩を踏みだそうと心に決めて瞑想を終えます。電話をかける、リサーチをする、クラスに登録する、仕事を辞めるなどがその例です。ただしどんなことでも必ず自分の未来と幸福につながるジャンプになるよう心がけて下さい。

瞑想のための手引き

# 先のばし

**先のばしにする癖があっては夢を実現できません。先にのばす癖は確かによくない習慣ですが、少しの努力で克服できます。**

### メリット

- 先のばしの癖の裏に潜む恐れを明らかにする
- 先のばしの癖を打破するのをサポートする
- ポジティブな規律づくりに役立つ

大切なのは、自分が先のばしをする理由を知ることです。何かが怖くて後まわしにしているのかもしれませんし、本当に望んでいることと計画が合っていないのかもしれません。その気にならないと腰を上げない癖がある人もいるでしょうし、重荷に感じるあまり動きが取れないでいる人もいるでしょう。この瞑想はなかなかものごとに取りかからない理由をつきとめ、先送りにしなかったらどんな人生が展開するかをイメージするための瞑想です。

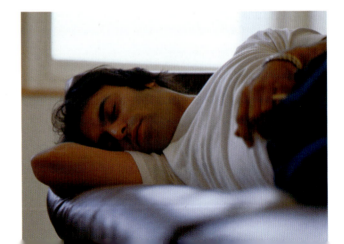

# 瞑 想

## 時

先のばしの癖を打破したい時にこの瞑想を行います。

## 準備

すべきことを後まわしにするのはなぜかを意識するため、先のばしにする理由を3つ書きだします。

## 手順

1 瞑想用スペースでクッションかイスに座ります。先のばしにする3つの理由を読みます。失敗が怖い、考えがまとまらなくていつもどこから手をつけてよいかわからないなどと書いた人もいるでしょう。またはプロジェクトを完成させる原動力としてプレッシャーが必要だから最後の最後まで放っておく人もいるかもしれません。いいわけではなく本当の理由を考えるようにして下さい。

2 先にのばす3つの理由を1つずつよく考えます。その場ではストレスを解消しているかもしれませんが、長期的に見ると少しずつあなたをむしばんでいるのです。

3 次にぐずぐずせず用事に取りかかったらどうなるかをヴィジュアライズし、そのさまを実感します。先のばしにしなかったら人生でどんなことを実現できるかイメージしましょう。生産性も創造性も飛躍的に高まるはずです。毎日全力をつくし、十分な余裕をもって締めきりを守り責任を果たした時の達成感を感じて下さい。

4 先のばしにする理由を意識し、それらを打破するよう努力することを心に誓います。

瞑想のための手引き

# スピリチュアルな決断

**夢の実現にはたくさんの決断が伴うものです。これは問題を考える際にスピリチュアルな視点を取りいれられるようにする瞑想です。**

### メリット

- ベストの決断ができるようサポートする
- ハイヤーセルフとのリンクを結ぶ
- スピリチュアル面と物質面を統合する

　決断は難しく重荷に感じるものですが、高次のパワーを借りると楽になります。視野を広げて決断が魂とスピリットにもたらす影響まで考えるようにすると、自分と世界にとって正しい判断ができるようになります。

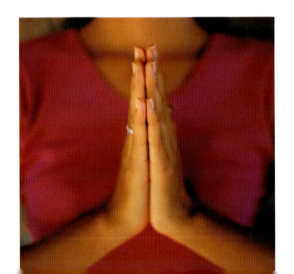

夢をかなえる

# 瞑 想

## 時

重大な決断をする時は、就寝前にこの瞑想を試して下さい。

## 準備

これからする決断についての問題を書きだします。

## 手順

1 瞑想用スペースでクッションかイスに座ります。キャンドルをともして自分が信じる高次のパワーを呼びます。高次のパワーは誰でもどんなものでもかまいません。現在考えている問題の決断を助けてくれるよう願います。

2 決断すべきことがらを思いうかべます。提供された仕事を受けるべき否かなども一例です。

3 給料・地位・昇進など物質的な問題についてよく考えます。次にその仕事がスピリットや魂にどんな影響を与えるか自問します。ポジティブで周囲とうまくやっていける人と働けますか。体調を左右する環境は健康的ですか。仕事の内容は社会のためになりますか。現在の仕事よりもストレスを感じるでしょうか。家族や友人とのつきあいに影響しますか。スピリチュアルな信条や、あなたなりに抱いている人生の意味と目的に反しませんか。

4 これらの質問に答えるのを助けてくれるよう高次のパワーに願います。静かに座って決断に重要な問題をじっと考えつづけます。はっきりした答えが浮かばなくても大丈夫です。

5 瞑想を終え、今は決断を下さず問題を考えながら眠りにつきます。潜在意識のパワーが答えを検討するのを待ちましょう。目が覚めたらあらためて問題をつきつめます。

瞑想のための手引き

# 夢の地図

夢をかなえるために夢の地図を作りましょう。地図に集中して瞑想し、夢の実現をサポートして下さい。

### メリット

- 夢をヴィジュアライズしやすくする
- 創造性を高める
- 夢が現実のものになるように精神を方向づける

　物質界に夢を具現化する前に、私たちはまず心に夢を描きます。したいこと、ほしいもの、なりたいものを目に見える地図にすると潜在意識にプログラミングされます。毎日夢が目に入ると現実化へのステップを踏みだすよううながされるのです。夢の地図を作るにあたって決まった方法はありません。自分にとって意味のあるイメージになればそれでOKです。

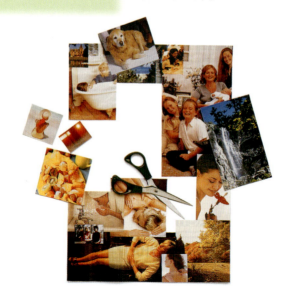

夢をかなえる

## 瞑 想

## 時

夢の実現に向けて動こうと思ったら夢の地図を作りましょう。

## 準備

古い雑誌・パンフレットなど写真や絵がのっている材料を用意します。地図のベースとなる無地の台紙も必要です。大きさは作りたい地図に合わせて下さい。ハサミと糊も用意します。ほかに使いたい材料があればそれも準備しましょう。まずは人生で実現させたいものを象徴するイメージを見つけます。

## 手順

1. 1人になれる静かな場所を見つけます。テーブルか床に材料を広げましょう。

2. 数分間静かに座り、深呼吸をしてハートと精神を心の奥の望みに対してオープンにします。自分だけではなく世界全体のためになる夢をかなえるのをサポートしてくれるよう高次のパワーに願います。

3. 夢の地図をスピリチュアル・物質・仕事・人間関係などのエリアに分けます。もちろん自分で納得できる分け方でもかまいません。夢を思いだすきっかけになるイメージを配置してはりましょう。自分なりに絵や飾りを足したり色をぬってもよいでしょう。

4. できあがったら、夢の地図にヴィジュアライズした夢が実現するよう高次のパワーにサポートを願います。壁に夢の地図をはります。毎日目に入るところがよいでしょう。秘密にしたい場合は引き出しにしまっておきます。ただし毎日取りだしてながめ、夢の実現に向けて行動を起こしましょう。

瞑想のための手引き

# 次のステップ

夢をかなえるためには計画を立てて行動を起こす必要があります。これは夢への途上で次に取るべきステップがわかる瞑想です。

### メリット

- 夢を追い続けられるようサポートする
- 熟考を重ねた上での決断をうながす
- 次に取るべきステップがわかる

　夢は行動を通して形を取ります。さまざまな精神的・肉体的・スピリチュアル的な課題をこなして自分が望む現実を作りあげるのです。最初は夢に続く道もけわしく思えるでしょう。これはどうすれば先に進めるかわかるようになる瞑想です。

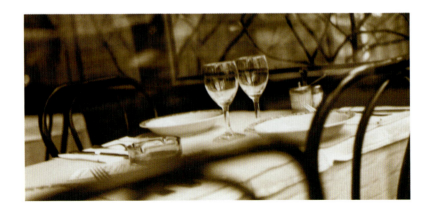

夢をかなえる

## 瞑 想

## 時

夢を実現させるためにどんなステップを取るべきか知りたい時にはこの瞑想を行って下さい。

## 準備

大きな紙とマーカーペンを用意します。

## 手順

1 1人になれて邪魔が入らない屋内の場所を見つけます。テーブルに絵を描く材料を置いて手前に座ります。

2 目を閉じて実現させたい夢をヴィジュアライズします。ベジタリアンのレストランを開店したい時は、自分が開いたレストランで来客にあいさつをしているところをイメージします。

3 紙の中心に円を描き、その中央に夢を書きます。夢を現実にするために解決すべき課題をすべて思いつくままに書きだすブレインストーミングを行います。中心の円のまわりにそれぞれが異なる課題を示す円を描き、中心の円と線でつなぎます。これにさらに"下位の課題"をつなげます。たとえばトレーニングを受ける必要がある場合はそれを1つの課題とし、その課題に"学費ローンを組む"、"信頼できるトレーニングスクールを見つける"などを"下位の課題"としてつなげるわけです。さらに別の課題として全国一おいしいベジタリアンのレストランをたずねるなどがあげられるでしょう。

4 夢の実現に必要な課題を思いつく限り紙に書きこみます。書きおわると花か雪の結晶を思わせる系統的な図表ができあがっているはずです。次に自分なりに筋道立てて課題に優先順位をつけます。

5 ふたたび目を閉じ、ブレインストーミングの前に行ったヴィジュアライゼーションと同じイメージに到達するまで、すべてのステップを着々とこなしていくさまをヴィジュアライズしましょう。

瞑想のための手引き

# 喜びをガイドに

どんなことがあると一番元気が出ますか。何よりも胸が踊るのはどんな時ですか。これは人生の決断を下す時に喜びをガイドにする瞑想です。

### メリット

- 一番胸が踊るものをズームアップする
- 喜びにしたがうよううながす
- 十分に生きることへの恐れをやわらげる

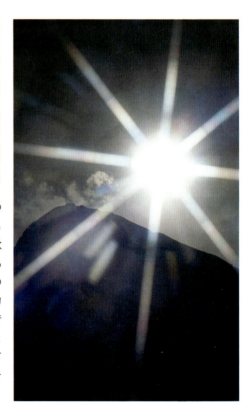

　喜びにしたがうというのは、本当の歓喜を指針にすることです。単なる幸福感や欲望が満たされた満足感ではありません。ほかならぬ自分の個性や天から与えられた能力を生かしきるということです。無上の喜びにしたがうとき、通常の人生訓は無視して自分自身が信じる真実の道を探ることになります。

## 瞑 想

夢をかなえる

### 時

もっと実りある人生を送りたい時はこの瞑想を行ってみて下さい。

### 準備

これまでの人生で本当の喜びを感じた瞬間を思いだします。

### 手順

1. 瞑想用スペースでクッションかイスに座ります。呼吸に集中して5分間瞑想します。

2. これまでの人生で本当の喜びをおぼえた時のことを思いうかべます。その瞬間をもう1度頭の中で再現してみましょう。どんな感じがしますか。いつもの経験とはどう違いますか。

3. 自分の境遇をいつも愛せるような生き方ができるはずという考え方を掘り下げます。この概念を実生活で実現させるにはどんな決断をすればよいでしょうか。今の仕事がどうしても好きになれないのなら、辞めて喜びを感じられる職を探したほうがよくはありませんか。夢を追い、安定や他の人からの賞賛に安住しない生き方をイメージして下さい。どんな感じがしますか。怖い、胸がときめく、または両方ですか。なぜ命を授かり、何のために生まれたのでしょうか。

4. 荒唐無稽でとても無理に思えるかもしれませんが、一瞬一瞬を純粋な喜びに満ちて生きているところをイメージします。どんなことが起ころうとその一刻を味わっているさまを思いうかべて下さい。本当に無理かどうか、実現させるには何ができるかをよく考えてみます。人生にもっと喜びをもたらすために小さなステップを踏みだすことを心に決めましょう。

5. 呼吸に集中して5分間瞑想し、この瞑想を終えます。

瞑想のための手引き

# 過去を手放す

過去に足を取られて夢の実現を邪魔されている人もいるかもしれません。感情と精神の古い荷物はこの瞑想で手放しましょう。

### メリット

- 自分について、もう古くて意味のない考えを確認する
- 過去を手放すのに役立つ
- 前進できるよう後押しする

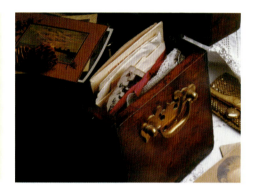

　恋人に捨てられた心の痛み、失業した屈辱、とても理想的とはいえなかった子ども時代の傷などを今もかかえていませんか。つらくても過去のできごとです。過去を持ちこしていると——古傷・もう役立たない考え・無用の習慣などどんな形でも——現在の新しい人間関係や新規のチャンスになかなか心を開けなくなります。

夢をかなえる

## 瞑想

### 時

つらい過去にとらわれていると感じたらこの瞑想を試して下さい。

### 準備

ずっと昔に起こったのに、思いだすと今なお心が痛むできごとを書きだします。

### 手順

1 床にマットを敷いて横になります。必要ならば軽い毛布をかけます。数分間深呼吸をしてリラックスします。

2 過去の感情的な荷物を思いうかべます。パートナーが心変わりして親友とつきあうようになった人もいるでしょう。何年もたっているのに強い怒りを感じているのなら、もう忘れてもいいころです。行く先々に引きずっていった使い古しのスーツケースに感情を見立てましょう。恋人があなたのもとを去った時は傷つき、苦しみを処理する必要がありました。しかし何年もすぎているのですから古い感情はもう何の役にもたちません。スーツケースと古傷を手放すところをイメージしましょう。ぐっと気持ちが軽くなったはずです。

3 ひきつづき記憶をたぐって昔の荷物――古くてもう役立たない感情や考えなど――を探します。やはりそれらを古ぼけた手荷物だとヴィジュアライズします。持ち手が壊れ、テープでつぎはぎのものもあるでしょう。今まで貢献してくれたことに感謝しつつ、もう手放さなくてはいけないのだと伝えます。

4 自分が身も心も軽く、足かせもなく、自由になったところをヴィジュアライズし、実感します。深呼吸をして数分間リラックスします。可能性とチャンスにあふれた未来が目の前に開けているでしょう。

# 旅行者

ずっと旅行したいと思っているのに、家のソファで旅行ガイドブックをながめて我慢していませんか。これは旅行したいという願望をかなえるための瞑想です。

### メリット

- 行きたいところに行けるようサポートする
- 願望達成に向けて働きかけるようううながす
- 不可能はないと気づかせる

物置に古い旅行ガイドブックの束がしまいこまれていませんか。それなら心の中で旅をするタイプかもしれません。しかし何となく怖くて腰が上がらないのなら、自分から夢を取りあげているのです。

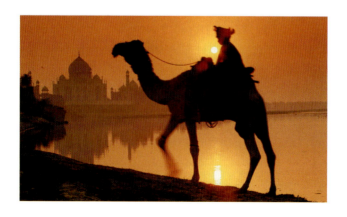

夢をかなえる

## 瞑 想

### 時

旅行したいのになぜか実行に移せない時はこの瞑想を試して下さい。

### 準備

死ぬまでに訪れたい場所をすべて書きだします。自分にとって重要な順に優先順位をつけて下さい。

### 手順

**1** 床にマットを敷いて横になります。軽い毛布をかけましょう。数分間深呼吸をして雑念を追いはらいます。

**2** リストで最初にあげた目的地について考えます。そこに行かなかった理由を検討してみましょう。費用や時間が足りなかった、面倒をみなければいけない小さい子どもがいた、そんな理由もあるでしょう。能力を超えた旅だから、少し怖い、身の丈を越えている、そんなわけも考えられます。自分の思いが足かせとなっていないかどうかチェックします。

**3** 行きたい場所にいる自分をヴィジュアライズします。ムンバイ、ニューヨーク、ロンドン、アマゾンの熱帯雨林に行きたい人もいるでしょう。おばあさんの生まれ故郷のアイルランドの小さな町かもしれませんし、南アフリカのケープタウンかもしれません。あたりの風景や人々をながめながら通りを歩いていく自分をイメージします。あなたはどんな服装をしていますか。同行者は誰でしょう。ずっと夢に描いていた目的地に来た感動と喜びを感じて下さい。

**4** 夢を実現させるために1歩踏みだすことを心に誓います。旅行会社のパンフレットを取りよせて価格を確認するのもよいでしょう。ボランティア活動に参加して旅費を節約したり無料にするのも1つの方法です。外国の家族と一定期間家を交換できないか調べてみましょう。夢見ていた旅行を実現させるため、積極的に障害を取りのぞくべく行動して下さい。

**5** さらに数分間静かに休んで瞑想を終えます。

# 神性とのリンク

瞑想のための手引き

# 神性とリンクするための瞑想

　最後のセクションでは、洋の東西を問わずさまざまなスピリチュアルな伝統から生まれた瞑想を紹介します。神聖な存在を実感するのに役立つでしょう。これらの瞑想を行うと人間よりも偉大な何かまたは存在に触れたり、それらについての考えを深めることができます。また想像をふくらませ、神性の理解を広げ、自分の人生における神性の意味をよく考えるのに役立つような構成になっています。

　最初は"四方"です。これは神聖な環境を作る儀式の紹介を兼ねた瞑想です。"スパイダーウーマン"はネィティブアメリカンの伝統にもとづくもので、瞑想やスピリチュアルな成長に神話を用いる方法がわかります。日本の"天照大神"は痛手を乗りこえて天与の才能を世界のために生かすのが目的です。"仏性"では種の形で自分自身の仏性を黙想します。カトリック教徒、またはカトリック信仰に興味がある方は"ロザリオの祈り"を行い、このすばらしい祈祷をしながら瞑想する方法を学んで下さい。

　クエーカー教徒は黙って神の臨在を待ちます。"クエーカー流"であなた自身の"友"とミーティングをしてみましょう。"献身"では神の愛を直接体験で

きます。"神の恵みの道"は日常生活で神の愛に触れられるようサポートする瞑想です。女神にはたくさんの名があります。"聖なる女性"は女性の姿を取る神とコンタクトします。"救い主イエス"はキリストの生き方を、"四諦"は仏陀の生き方を理解するのに役立ちます。"アッシジの聖フランシスコ"では、有名な聖フランシスコの祈りを用いる瞑想法を紹介します。ユダヤ神秘主義に興味があるなら"カバラの知恵"がおすすめです。イスラム神秘主義にひかれる人には"スーフィー流"があります。つらい修行をともなうスピリチュアルな道には師の導きが必要なものです。"スピリチュアルな師"は自分にあった師を選びたい時に役立ちます。

　自分のアニマルトーテムやスピリットガイドを見つけるには"ウイッカ流"を行ってみて下さい。"神との絆を取りもどす"は自分自身と神性に還るためのすばらしい瞑想です。"目的のある祈り"と"目的のない祈り"からは大変パワフルな2つの祈りが学べます。神が不在だと感じる時は"神の存在"によってそんなことはないと確認して下さい。"シヴァのダンス"はヒンドゥー教では神をどうとらえているかがわかります。最後の"人格神と不可思議な真理"は自分の生命に宿る神性の概念について瞑想するためのものです。

瞑想のための手引き

# 四方

多くのスピリチュアルな伝統では祈りと儀式の際に東西南北に向けて祈ります。この瞑想ではそんな習慣にふれます。

### メリット

- 強力かつスピリチュアルなツールを知る
- 肉体的・心理的にグラウンディングさせる
- 環境とのリンクを確立するのに役立つ

　四方とは東西南北のことです。仏教・ネイティブアメリカン・ウイッカ(魔術崇拝)などさまざまな信仰に伝わる作法では、僧や祈祷師、術者が中心と四方に祈って聖なる輪(魔法円)を作ります。ここで取りあげる瞑想は四方とチベット仏教の概念である5つのエレメントを奉じるものです。

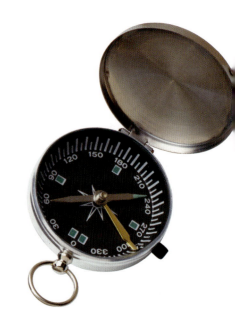

神性とのリンク

## 瞑 想

## 時

自分のいる環境にしっかり根づきたいときはこの瞑想を行います。

## 準備

邪魔が入らない屋外の場所を見つけます。方角を調べるための方位磁石を持参しましょう。

## 手順

1 方位磁石で東西南北を確かめます。背筋をまっすぐに伸ばして立ちましょう。深呼吸をしたらハートの中に息を吸いこむさまをヴィジュアライズします。ごくゆっくりと息を吐きだします。もう1度深く息を吸ってゆっくり息を吐くとハートが開いてぬくもりで満たされます。この要領で数分間呼吸を続けます。

2 次に東を向いて立ちます。飲み、浴し、料理に使う水に対して東に感謝を捧げます。

3 南に向きを変えます。地と口に入る食物に対して南に感謝を捧げます。

4 西に向いて立ちます。火とそのぬくもりや変容パワーに対して西に感謝を捧げます。

5 北を向いて立ち、呼吸している空気に対して心から北に感謝を捧げます。

6 次に今立っている中央に意識を集中します。自分が暮らしている環境に感謝を捧げます。自ら作りだした感謝の心地をしばらく楽しみましょう。ハートに深く息を吸いこんでから息を吐きだします。

# スパイダーウーマン

スパイダーウーマンはネィティブアメリカン文化で信仰されている女神、創造主です。これは神話のパワーにあなたを結びつけ、スピリチュアルな理解を深めるすばらしい瞑想です。

### メリット

- ネィティブアメリカン文化のスピリチュアリティに触れる
- たがいに結びついている事実を理解できるようになる
- 神話のパワーに触れられる

　世界ができるはるか昔、1人ぼっちのスパイダーウーマンは座って思いをめぐらせていました。すると不意にある考えがひらめきました。スパイダーウーマンは機を織るのが仕事だったので、機織りを取りだして布を織りはじめました。織りはじめると、1本の横糸が1本の縦糸と交差するたびに星が1つ生まれました。ま

## 瞑想

### 時
スピリチュアルな成長のために神話を探りたい時はこの瞑想を行って下さい。

### 準備
スパイダーウーマンの神話を読みます。

### 手順

1 クッションかイスに座り、10分間スパイダーウーマンの神話について瞑想します。

2 神話から何を学んだか簡単に書きだしましょう。

神性とのリンク

　もなく幾千もの星が織りあげられました。すべての星はその織物の中でほかの星とつながっています。彼女は手をとめて布をながめましたが、まだ満足がいきません。いくつもの惑星をしたがえる1つの恒星に目を留め、さらにその惑星の1つを選びました。鮮やかなブルーの海と輝くような白い雲を持つ惑星です。彼女はその惑星の上に織機を置きました。今度は彼女が手を動かして1本の横糸が1本の縦糸と交差するたびに生きものが生まれました。布には植物・鳥・魚・昆虫が編みこまれました。そしてありとあらゆる動物が編まれました。これらの生あるものは1つのこらず布のすべてに結びついていました。ここで彼女はまた機を織る手をとめて布をながめました。まだ何かが足りません。

　彼女は再び機織りを始めました。今度は糸が交差するたびに人間——男・女・子どもが現れました。そして彼女が"偉大な布"に織りこんだ人間は、あらゆるもの——動物・植物・山々・海・砂漠、そして遠くの星ともつながっていました。すべての人間、そしてスパイダーウーマンが"偉大な布"に織りこんだありとあらゆるものはたがいに結びついていました。スパイダーウーマンは満足し、今もずっと機織りを続けているのです。

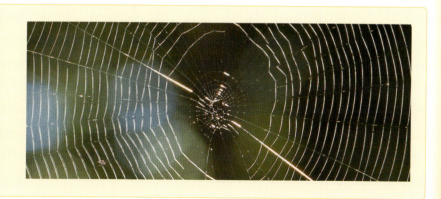

341

瞑想のための手引き

# 天照大神

**天照大神（アマテラス）は神道で信仰される古代の太陽神です。天照大神を思って瞑想すると虐待の傷からの回復がうながされます。**

アマテラスは古代の神イザナギの左目から生まれたとされます。弟のスサノオが乱暴をはたらいたため天岩戸（あまのいわと）にこもり、大きな岩で入り口をふさいでしまいました。自信と愛する能力を失ってしまったのです。

そして暗闇が世界をおおい、人々は気力と希望をなくして家に閉じこもりました。アマテラスの光なくしては力も出ませんし生

## メリット

- 日本の神道信仰に触れる
- 傷を乗りこえるのをサポートする
- 天与の才能を世の中に役立てるよう後押しする

## 瞑 想

### 時

傷ついて引きこもりたい気持ちになったらこの瞑想を行って下さい。

### 準備

アマテラスの神話を読みます。

### 手順

1. 瞑想用スペースでクッションかイスに座ります。アマテラスの神話を思いながら瞑想し、自分にとってどんな意味があるか10分間黙想します。

2. 学んだことを書きだしましょう。

きる意欲も湧きません。困りきった神々は宴を開いて天岩戸からアマテラスを誘いだすことにしました。

神々は岩戸の入り口に大きな鏡を置いて木の枝に勾玉などを飾りました。芸事の神アメノウズメが大きな音に合わせてこっけいな踊りを始めました。その騒ぎと笑いにつられたアマテラスはなにごとかと岩戸から外をのぞきました。

アマテラスは鏡に映る光り輝く美しい自分の姿を見て誰かと思い、もっとよく見ようと岩戸をさらに開けました。その後アマテラスは神殿に戻って2度と引きこもらないと誓います。そして神殿の戸口に鏡をかけておくよう命じました。そばを通る者が鏡をのぞきこめるようにするためです。アマテラスが戻った後、日本の人々と神々は勇気と喜びを新たにして暮らすようになったということです。

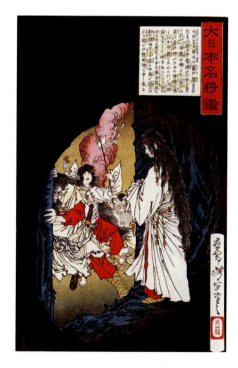

# 仏性

仏教では誰にでも仏性がそなわっていると説かれています。言葉を変えれば、自ら悟りを得て仏陀になれる可能性があるということです。

### メリット

- 仏教に触れる
- スピリチュアル的に成長するよううながす
- 自己責任を育む

　仏陀とはありとあらゆる善の性質に開眼しすべての煩悩をうち消した者のことです。応身仏である釈迦牟尼すなわちゴータマ・シッダールタは2500年ほど前のインドに生まれました。しかし最初の仏陀でも最後の仏陀でもありません。悟りを得る前は普通の人間だったのです。悟りはよく目ざめにたとえられます。悟りを得るとすべてを見通すとともに妄念がなくなって智慧と思いやりの化身となります。仏陀として世のため人のために大きく貢献できるでしょう。

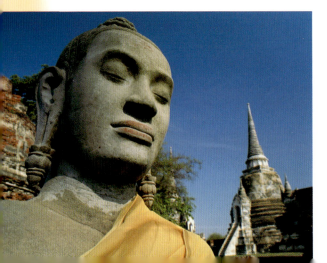

神性とのリンク

# 瞑 想

## 時

自分やスピリチュアル的に成長する能力に自信がなくなったらこの瞑想を試して下さい。

## 準備

できれば応身仏である釈迦牟尼の伝記を読みます。図書館の本やインターネット上の記述でかまいません。

## 手順

1 瞑想用スペースでクッションかイスに座ります。呼吸に集中して5分間瞑想します。

2 自分自身の仏性を種の形で黙想します。寛容や愛情のほか、ポジティブな要素について瞑想することでこの種に"水やり"をしているとイメージしましょう。もっとポジティブで思いやりにあふれた人間になろうと努力しているところを思いえがきます。あなたは今"育ちつつある仏性"を内にそなえました。

3 時間がたつにつれ、ゆっくりとではありますがネガティブな癖がポジティブな習慣に置きかわっていきます。思考と行動が日々前向きになっていくところをイメージしましょう。悟りを得た仏陀になるとはどういうことか思いえがきましょう。

4 煩悩がなく、完璧な智慧と思いやりをそなえたところをイメージします。すべての存在を助けられる能力を身につけたところを思いえがきましょう。静かに座ってそれがどんな状態か思いをめぐらせます。

5 これはオプションですが、ポジティブな徳を積みネガティブな癖をやめることで自分自身の仏性を育てることを心に誓ってもよいでしょう。

# ロザリオの祈り

**カトリックでは12世紀からロザリオの祈りを唱えて、または数珠をつまぐって瞑想する習慣があります。ロザリオの祈りは"主の祈り"と"天使祝詞"を唱えつつ玄義を黙想します。**

### メリット

- カトリックの瞑想行に触れる
- カトリックの神秘的教義に触れる
- カトリックの祈り方がわかる

　カトリックのロザリオは大珠1個と小珠10個のセット5連からなります。大珠で"主の祈り"、小珠で"天使祝詞"を唱えます。1連終わるごとに玄義の1つを黙想します。

　"主の祈り"は"天におられるわたしたちの父よ、み名が聖とされますように。み国が来ますように。みこころが天に行われるとおり地にも行われますように。わたしたちの日ごとの糧を今日もお与えください。わたしたちの罪をおゆるしください。わたしたちも人をゆるします。わたしたちを誘惑におちいらせず、悪からお救いください。アーメン"です。

　"天使祝詞"は"恵みあふれる聖マリア、主はあなたとともにおられます。主はあなたを選び、祝福し、あなたの子イエスも祝福されました。神の母聖マリア、罪深いわたしたちのために、今も、死を迎える時も祈ってください。アーメン"です。

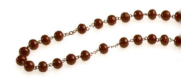

神性とのリンク

## 瞑 想

### 時

朝と夜にロザリオの祈りを唱えるとよいでしょう。

### 準備

カトリックのロザリオを借りるか買い求めます。唱え方を読んで、できれば"主の祈り"と"天使祝詞"を暗記します。

### 手順

1 瞑想用スペースでクッションかイスに座ります。抵抗がない人は祭壇の前でひざまずいてもよいでしょう。

2 ロザリオの祈りを唱えます。大珠に触りながら"主の祈り"を、小珠に触りながら"天使祝詞"を唱えます。

3 ロザリオの祈りを唱えながら自分なりにキリストの生涯と玄義について瞑想します。聖母マリアとキリストの誕生、クリスマスを祝うのが"喜びの玄義"です。愛と思いやりをめぐるキリストの生涯と教えを一心に思うのが"光の玄義"です。犠牲的行為と神に身をゆだねることを象徴するキリストの礫刑と死を思うのが"苦しみの玄義"です。キリストの復活と昇天を祝すのが"栄えの玄義"です。

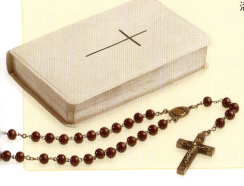

# クエーカー流

クエーカーという宗教団体ははジョージ・フォックスが17世紀にイングランドで設立したものです。信者の人々は自らを"フレンド（友）"または"キリストのフレンド"と称します。"クエーカー（震える人）"という名は、信仰心の篤さゆえに身を震わせたといわれたことに由来します。

## メリット

- クエーカー流の瞑想に触れる
- 神と直接結びつけるよううながす
- 人々がまとまるよう後押しする

クエーカー教では複数の人々が集まって静かに神の臨在を待ちます。集中して沈黙を保ちつつ人々がともに待つことで、フレンドは心の平和を得るとともに神の意志にそって生きようという目的意識をあらたにします。

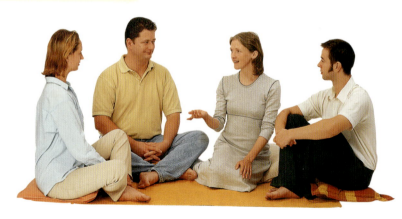

## 瞑 想

### 時
友人や家族と週に1度のペースでこの瞑想を行って下さい。

### 準備
すすんで一緒に座って瞑想してくれる友人か家族を1人以上見つけて下さい。

### 手順

**1** イスかクッションに座り、友人と向きあいます。一緒に静かな空間に腰を落ちつけ、神の存在と意志が現れるのを待ちます。日常生活で感じているプレッシャーや不安は静寂の中に消します。ありのままの自分を受けいれ、恐れ・混乱・エゴから自分を解放しましょう。神のみならず相手に対してもオープンになって下さい。こんな風に意識的に耳を傾けて待つのが直接神とまみえる方法なのです。

**2** 黙ってこのまま瞑想し神に祈ってもかまいませんが、あなたを含む参加者の誰かが望むなら体験したことについて語ってもよいでしょう。心を開いてどんな話でも受けいれて下さい。たとえばイエスの教えが人生にどんな影響をもたらしたか、または個人的な体験などについて語りましょう。相手の話をポジティブに受けいれ、その奥にある真実を探って下さい。

**3** 枝葉末節ではなく本質的で変わらないものについて黙想します。あなたが語り手になる時は言葉を選んで簡潔に話しましょう。静かに座って真実を求め、神のメッセージに心が開くのを待って下さい。

**4** みながもう十分と感じたら瞑想を終えましょう。

# 献身

霊的な成就への道として献身をよりどころにする信仰も数多くあります。この瞑想を行って、直接神の愛を体験する献身について探りましょう。

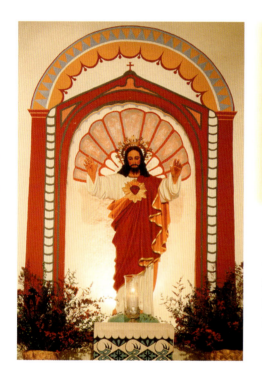

### メリット

- 献身とはどういうもの か実感できる
- スピリチュアルな道に献身を加えられる
- スピリチュアル的に成長する力が得られる

　スピリチュアルな行として献身を行うと、直接的な神秘体験に導かれます。献身とは愛をこめて身を捧げるという意味です。

神性とのリンク

## 瞑 想

## 時

スピリチュアルな道をエゴが邪魔していると感じたら献身について瞑想してみて下さい。

## 準備

これまでの人生で献身を感じた時のことを思いうかべます。

## 手順

1 瞑想用スペースでクッションかイスに座ります。祭壇がある人はキャンドルをともすかインセンスを焚いて自分が信じる神・師・高次のパワーへ捧げ、花や食物なども供えます。

2 スピリチュアルな道をさまたげている表面的なことがらにこだわるのをやめたいと思いながら瞑想します。衣服や外見ばかりに気を取られているのなら、それがスピリチュアル的に役立たないことを黙想するわけです。

3 神に対する止むことのない無私の愛に身をひたしましょう。献身の道ではすべてが神の愛の顕現です。ストレス・痛み・不安は、世界や自分自身が愛情を受けるにふさわしくないと思いこむところから起こります。認められたい、支配したいと苦しんでもがくエゴを手放し、神の愛に身をあずけて下さい。

4 息を吸うたびに愛を吸いこみ、吐くたびに思いやりを吐きだしているとイメージします。あなたは神の愛の顕現であり、神の愛がこの一瞬も絶え間なくあなたの中を流れています。

5 どんな形の師であってもかまいませんので、師とのリンクを結ぶさまを黙想します。あなたがスピリチュアルな道を前に歩んでいけるようにサポートする師とその教えに身を捧げているところをイメージして下さい。

6 今歩んでいるスピリチュアルな道を進むにあたり、どのように献身を実行していくかを黙想して瞑想を終えます。

瞑想のための手引き

# 神の恵みの道

**キリスト教の中核にあるのは神の恵み(グレース)です。許し、新たな始まりをもたらすのは神の恵みです。これは毎日の生活に神の恵みをもたらすための瞑想です。**

### メリット

- 神の許しに浴することができるようサポートする
- 私生活に恵みが及ぶよう後押しする
- 希望と回復をもたらす

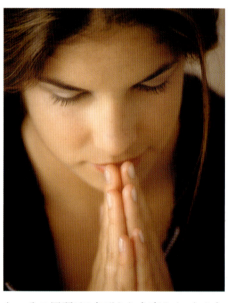

　キリスト教の聖歌でも特に有名な"アメイジング・グレース"は誰でも1度は聞いたことがあるでしょう。詩は奴隷商人で後に改心したジョン・ニュートンが1779年に作詞しました。その冒頭は"すばらしき恵みよ、なんとやさしい響き。私のような哀れな者をも救いたもうた。かつて私は迷っていたが今は見いだされた。かつては盲(めし)いていたが今は見える"というものです。神の恩寵と許しを贈られ、彼はまちがいに気づいて叡知に導かれた人生を歩みはじめたのでした。神の恩寵は変容と癒しの両方をもたらします。

神性とのリンク

# 瞑 想

## 時

人生の進路を変え、自分なりに解釈する神の恵みにそって生きていきたいと感じた時に。

## 準備

どんな点で神の恵みを受けているか書きだします。

## 手順

1 瞑想用スペースでクッションかイスに座ります。キャンドルをともしましょう。数分間深呼吸をして精神を集中させるとともに静めましょう。

2 人生に恵みを取りいれるためのゆとりを作るにはどうすればよいか黙想します。家族・友人・コミュニティに向けてきた慈愛をさらに広げるにはどうすればよいでしょうか。すべてが限界まで押しやられ、誰もが感情的・経済的・肉体的にストレスを感じているこの世界では、プレッシャーをやわらげて恵みや慈愛が入るゆとりを作ることが大切なのです。身のまわりでやさしさと慈愛を求めている人々に応じられるように、ものごとの優先順位をつけなおすとどうなりますか。

3 恵みの道を歩む3つの方法を考えます。たとえば仲たがいしていた友人を夕食に招く、どうすればもっとよき伴侶になれるかパートナーにたずねる、コミュニティの年配の方を助ける活動に加わるなどがその例です。

4 神の恵みに対してあまさず感謝し、ケースに応じた祈りを唱えて瞑想を終えます。

瞑想のための手引き

# 聖なる女性

**聖なる女性は男性にとっても女性にとっても力をもたらす"原型（アーキタイプ）"です。聖なる女性に集中して瞑想すると、自分自身や相手の女性的性質を大切にできるようになります。**

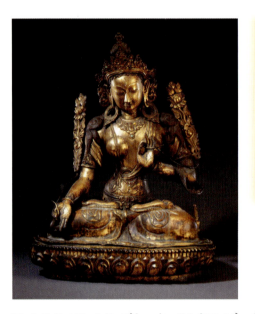

### メリット

- 聖なる母に触れる
- 自分や相手の女性的性質を大切にできるようになる
- 女性への敬意を育む

女神はさまざまな名で呼ばれています。タラ・ソフィア・アルテミス・アテナ・ケリドウェン・ケレス・マリア・ヘスティア・ヘラ・プシュケ・ペルセフォネ・イシス・アフロディーテ・オシュン・オヤ・黒いマドンナ・グアダルーペ・スパイダーウーマン・ホワイトバッファローウーマンなどがあげられますが、これらはほんの一部です。これは瞑想の対象として聖なる女性に触れる瞑想です。

# 瞑 想

## 時

気分が落ちこんで依存症に苦しんでいる時はこの瞑想を試して下さい。

## 準備

図書館かインターネットでさまざまな女神を調べます。

## 手順

1. 屋外で静かな場所を見つけましょう。目を閉じて数分間深呼吸をします。

2. 森へ続く小道を歩いているところをイメージします。すると美しいサンクチュアリに着きました。ゆっくりとドアを押し開けて中に入ります。祭壇の上には聖なる女性、女神の像が立っています。その女神は特定の信仰には属していません。ただひたすら母であり、女性の神であり、神性を持つ女性です。

3. その前にひざまづくと、彼女は女性の神性と、生きていく上でどんな風に彼女を大切にすればよいかを伝えてきます。彼女は今に生きることの重要さと体の神聖さ、表に現れるパーソナリティよりもあなたという存在が重要だということを強調します。結果よりもプロセスが重要なのです。すべては神聖な存在であり、すべてはエネルギーです。あなたが男性でも女性でも、その魂は女性的な性質を持っています——神の受け手だからです。生・死・再生はこの世に存在するものが自ずと持ちあわせているサイクルです。

4. 好きなだけ彼女の教えについて黙想します。

5. 叡知を伝えてくれた彼女に感謝して瞑想を終えます。サンクチュアリと森を後にし、瞑想用に選んだ場所に帰りましょう。

瞑想のための手引き

# 救い主イエス

**イエス・キリストの教えは自己犠牲と救いでした。熱心なキリスト教徒でも、そうでなくても、この瞑想を行うと自分自身の中にある思いやりに触れることができます。**

### メリット

- キリスト教に触れる
- 謙そんの気持ちを育む
- 救いの概念を理解するのに役立つ

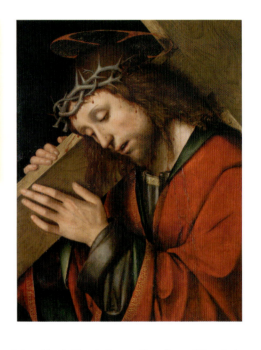

　イエスは西暦1年から33年ごろまで生きていたとされます。"イエス(Jesus)"の名はヘブライ語の"ヨシュア(Joshua)"に由来し、"エホバ(Jehovah)は救い"という意味を持っています。イエスは神であるとともに人間であると考えられ、父なる神・子なる神・聖霊からなる三位一体の"子"にあたります。聖母マリアの子として生まれ、人類の罪をあがなうために十字架にかけられて死んだ後に死の床から復活し、天国へと昇っていきました。

神性とのリンク

## 瞑 想

### 時

人生における自己犠牲の意味を知りたい時はこの瞑想を行って下さい。

### 準備

新約聖書を読んでおきます。

### 手順

1. 瞑想用スペースでクッションかイスに座ります。呼吸に集中して5分間瞑想し、精神を落ちつかせて集中させます。

2. イエス・キリストの生涯を思いうかべます。罪と迷いの中に生きていた人類を救うため、愛の心で自分を犠牲にしたことを黙想します。私たちの苦しみを取りのぞきたいと切に願ったイエスの心をイメージします。思いやり・許し・愛・犠牲をどのように体現したかを考えましょう。

3. 自分の生き方と、イエス・キリストの例にならって生きられるかどうかを考えます。他の人の苦しみをやわらげるために、どんな形で自分の欲求と楽しみを犠牲にできますか。たとえば家族とその要求にどれくらい応じていますか。同僚の力になれることはありませんか。相手を許して批判をやめることができますか。キリストがそなえていたこういう性質を黙想し、どうすれば自分の人生でも表現していけるかを考えます。

4. 許しと救いについて瞑想します。今までどんなにネガティブであっても、自分を許し、許され、新たなスタートを切るチャンスがあることを理解しましょう。

5. ふたたび5分間呼吸を見まもって瞑想を終えます。

# 四諦

**四諦は仏陀が悟りを得た後、最初に説いた教えの中に含まれています。その中に仏道の基本がまとめられています。**

## メリット

- 仏道の基本に触れる
- 悟りの境地という神性について思いをめぐらせる
- 苦しみをやわらげる道を示す

　4つの真理である四諦は以下の通りです。人が生きることは苦である。執着・怒り・無知が苦しみの原因である。苦しみを脱することができれば涅槃に入れる。八正道にしたがうことで苦しみを抜けだせる。

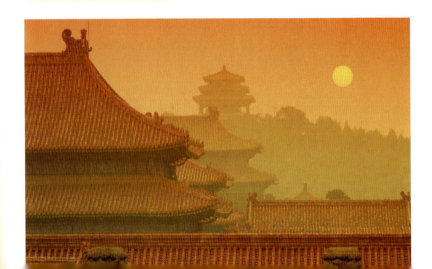

神性とのリンク

# 瞑 想

## 時
仏道に興味が湧いたらこの瞑想を行って下さい。

## 準備
図書館かインターネットで仏教について調べておきます。

## 手順

**1** 瞑想用スペースでクッションかイスに座ります。呼吸を見まもって5分間瞑想します。

**2** 最初の真理について瞑想します。苦しみ（病気・痛み・その他の不幸）という苦しみがあります。変化という苦しみがあります――あなたの命を含めてすべてのよいことは、どんなにすばらしいものでも終わりがあります。すべてに含まれる苦しみがあります――この一瞬も苦しむ可能性をはらんでいます。全体的にこの真理は長年にわたる不満について述べています。

**3** 2番目の真理について瞑想します。誰かに危害を加える主な理由の1つが怒りですし、危害を加えるとカルマを負うことになります。この世でもがいて苦しみを解消しようとしてもうまくいかず、執着していると永遠に流転するサマサーラから逃れることはできません。無知、すなわち他の人や真実を理解していないために不幸を呼びよせるのです。

**4** 3番目の真理について瞑想します。どうすれば苦しみを断ちきって涅槃の安らぎを得られるでしょうか。実は自分の心の持ちようでこれは実現できるのです。

**5** 4番目の真理について瞑想します。涅槃に至るには八正道を実践します。八正道とは、正見、正思惟、正語、正業、正命、正精進、正念、正定です。

**6** 四諦についてもう一度思いをめぐらせて瞑想を終えます。

瞑想のための手引き

# アッシジの聖フランシスコ

聖フランシスコはイタリアのアッシジという小さな町で1182年に生まれました。生家が大変裕福だったため豊かな生活を送っていましたが、ある時から人生を神に捧げようと決意します。動物や悲しみに沈んだ人々、寄る辺のない人々に愛を注いだことでよく知られます。

### メリット

- カトリックの聖者を知る
- 神への美しい祈りに触れる
- 愛と思いやりを養う

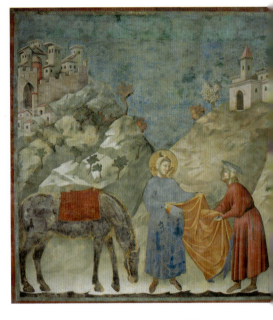

聖フランシスコは神の愛を説きながら村から村へと放浪して歩きました。彼が作ったやさしさと愛の歌はヨーロッパ中に広まりました。後に托鉢修道会(フランシスコ会)を設立し、そこに所属する修道士は清貧・貞潔・愛・従順の誓いを立てました。この瞑想は聖フランシスコの有名な祈りを黙想するものです。

神性とのリンク

## 瞑 想

### 時

1日の始まりと終わりに聖フランシスコの祈りを黙想します。

### 準備

祈りを声に出して読んで下さい。

### 手順

1. 瞑想用スペースでクッションかイスに座ります。

2. 以下の聖フランシスコの祈りを唱え、自分にとってどんな意味があるかを瞑想します。

神よ、わたしをあなたの平和の道具としてお使い下さい
憎しみのあるところには愛を
危害のあるところには許しを
不和のあるところには調和を
疑いのあるところには信頼を
絶望のあるところには希望を
暗闇には光を
悲しみのあるところには喜びをもたらすことができますように
神よ、なぐさめられるよりはなぐさめることを
理解されるよりも理解することを
愛されるよりは愛することを私が求めますように
与えるから受け、
許すから許され、
死ぬからこそ永遠の命に生きられるのですから

瞑想のための手引き

# カバラの知恵

カバラはユダヤ神秘主義思想の1つで、神を直接体験する手段として瞑想をあげています。カバラの瞑想テクニックには"神の名"をヴィジュアライズする方法や神聖な言葉と文字を黙想する方法などがあります。

> **メリット**
> - ユダヤ神秘主義思想に触れる
> - 神・造物主と結びつくのに役立つ
> - 世界における自分の位置を理解できるようになる

この瞑想は、ヘブライ語で"聞く"を意味する"シェマ(Shema)"に基づくものです。シェマは唯一神への信仰を宣言するユダヤ教の有名な祈りの冒頭の言葉です。

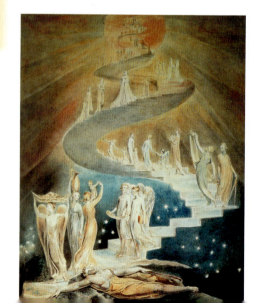

# 瞑 想

## 時

朝、1日の始まりにこの瞑想を行います。

## 準備

できれば近くの図書館かインターネットでカバラについて調べておきます。

## 手順

**1** 瞑想用スペースでクッションかイスに座ります。数分間深呼吸をして心身を静め、センタリングをして集中させます。

**2** 静かに息を吸いこみ、"シー"と発音しながら吐きだします。さらに静かに息を吸いこんで"ムー"と発音しながら吐きだします。これを5分間くり返し、瞑想状態により深く入りこんでいきます。

**3** この落ちついて集中した状態からカバラの信条について瞑想を始めます。"無限の存在"がすべての存在の源であると考えて下さい。

**4** 人生の目的は"無限の存在"すなわち神と1つになることだと理解して下さい。道徳的でスピリチュアルな生活を営んで神と1つになりましょう。人類全体とも一心同体なのですから、思いやりを持たねばなりません。あなたは森羅万象の縮図であり、神の似姿であることに気づいて下さい。

**5** 好きなだけ"シェマ"の瞑想をくり返して行を終えます。

瞑想のための手引き

# スーフィー流

スーフィズムはイスラム教の中でも内面的・スピリチュアル的な側面に重きを置く神秘思想で、9世紀ごろに生まれました。スーフィー教徒は神との一体化による心の開示と啓示を求めて修行にはげみます。

### メリット

- スーフィズムに触れる
- 神との神秘的合一をうながす
- 神の愛に身をまかせるよう後押しする

　スーフィズムでは心は"真実を殺す者"であるとされています。ハートの中にのみ見いだされるスピリチュアルな真理を心が遠ざけるからです。真理とは、心の2面性を越えて神と一体化した状態だと考えられているのです。愛する相手を探しもとめる恋人のように、心を静めてひたすら神を思いながら瞑想します。

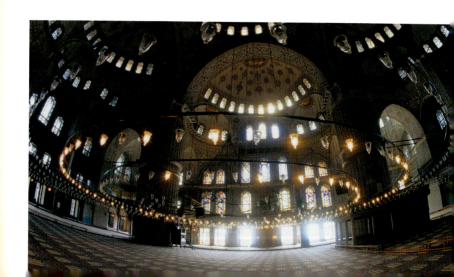

# 瞑 想

## 時

この瞑想は早朝に行います。

## 準備

自分にとって神の愛に身をまかせるとはどういうことかを考えます。

## 手順

1. 瞑想用スペースでクッションかイスに座ります。数分間深呼吸をしてリラックスし、瞑想に適した状態を整えます。

2. ハートと胸骨付近にあるハートチャクラ部分に意識を集中します。愛する相手に心を集中させます。家族でも、恋人、友人でもかまいません。湧きあがる思いをすべて感じとりましょう。あたたかみ、愛しさ、やわらぎ、やさしさなどを感じるでしょう。安らぎや静寂を感じる人もいるでしょう。苦悩・痛み・喪失感を感じる場合もあるはずです。こういう思いにひたりつつ、自分の存在すべてをハートの中の愛に置きます。

3. この状態になっても雑念が割りこんでくるでしょう。ふと記憶がよみがえるかもしれません。心の目に映像が映ることもあるでしょう。どんな雑念もつかまえて愛の思いの中にひたし、融合させてしまいましょう。練習を重ねれば雑念がすべて消え失せて愛の思いにひたりきれるはずです。

4. 最後に神を愛の対象としてこの瞑想を行います。愛する相手を求めてやまない恋人として神をとらえてください。

# スピリチュアルな師

どんな信仰でもスピリチュアルな師がいます。師は賢く選ぶことが大切です。これは神にふれられるよう導く適切な師を見つけるための瞑想です。

### メリット

- 師と生徒の関係を理解するのに役立つ
- 師の資質を確認するのに役立つ
- 生徒としての力をつける

チベット仏教では何年もかけてこれぞと思う師を見きわめるようすすめています。キリスト教・仏教・ヒンドゥー教はもちろんニューエイジの信仰であっても、これは適切なアドバイスといえるでしょう。師があなたの人生をすべて引きうけてくれると思うのはまちがいです。あなたのスピリチュアルな成長はあなた1人が責任を負うものなのです。

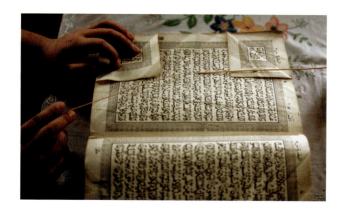

神性とのリンク

## 瞑 想

### 時

この瞑想はスピリチュアルな師につきたいと思った時に行います。

### 準備

なぜスピリチュアルな師、グルにつきたいのか書きだします。

### 手順

1. 瞑想用スペースでクッションかイスに座ります。深呼吸をして体をリラックスさせ、心を集中させます。

2. なぜスピリチュアルな師、グルにつきたいのか自問します。何を学べると期待していますか。なぜ師が必要なのですか。以下の特質をそなえているかどうかも自問します。あなたは偏見がないオープンな心の持ち主ですか。あなたは識別力があり、ものごとをきちんと見きわめられますか。師にもすすんで疑問を投げかけられますか。知性を伸ばすだけではなくスピリチュアル的にも成長したいですか。

3. 師の候補が以下の特質をそなえているかどうか自問します。その人は他の人を傷つけない道徳的で倫理的な人ですか。集中力がありますか。エゴや私利私欲がないように思えますか。教え導く主な動機は愛と思いやりですか。その信仰で最高のレベルに達していますか。教えることに多大なエネルギーを注ぎ熱意を抱いていますか。その信仰における学問的知識を十二分にそなえていますか。あなたよりもスピリチュアル的に上ですか。そして生徒に個人的な見地から不満を抱いたりしませんか。

4. 上にあげた特質についてじっくり考えます。師の候補としてすべての特質をそなえている必要はありませんが、最初の5つは特に重要です。

# 道教流

道教は儒教や仏教とならぶ中国の3大信仰の1つです。道教を創始したのは道徳経を著した老子（BC604-531）といわれます。

> **メリット**
> - 道教思想に触れる
> - 安らぎと静けさをもたらす
> - 自然と結びつく

　老子は自然と調和した安らかな哲学と生き方を作り出しました。道教は鍼治療やホリスティック医学、瞑想のほか、太極拳や気功などの武術にも影響を与えました。よく知られている道教の陰陽のシンボルは、円の中で1つは黒、もう1つは白の2つの勾玉形がたがいに相手の要素を内に含みつつ巴になっています。これは光と闇、男性と女性など二元的な2つの力を象徴しています。

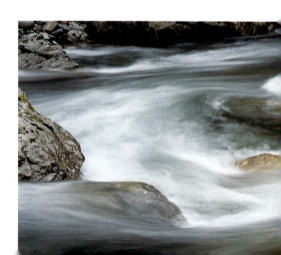

神性とのリンク

# 瞑 想

## 時

この瞑想は自然や他の人ともっと親しくなりたいと思った時に行います。

## 準備

川か水の流れを見つけておきます。

## 手順

1. 川か水の流れのそばで邪魔されない静かな場所を見つけます。腰を下ろしても立ったままでもかまいません。数分間深呼吸して心を落ちつかせ集中させます。

2. 水が岩や木々の根の上、まわりを流れるようすに目を留めます。流れに立ち向かったり逆らったりしないともっとなごやかな人生を送れるのではないかと黙想します。道教には"無為"という言葉があります。これはあるがままにしておくことを意味し、自然にまかせて進む、または流れに逆らわずに身をまかせて泳ぐということです。より高いゴールをめざして競り勝つこともありません。

3. 自分の意志どおりに決定を強いたり、またはものごとを展開させたりするとどう感じるか黙想します。思い通りになっても、他の人と反目・競争するはめになるのをどう感じますか。関わった人すべてにとってそれがベストの方法でしたか。

4. 自然と人間のふるまいに流れるエネルギーを観察し、それに一番うまく対処する円満な方法を選ぶような生き方をする、それが無為です。川を観察し、一番抵抗の少ない道を選んで流れていく水のようすを見きわめましょう。この自然の知恵をどのように利用すれば自分と身のまわりの人の生活をもっとおだやかで円満なものにできるでしょうか。

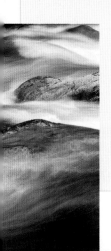

瞑想のための手引き

# ウイッカ流

ウイッカは近年になって生まれた新異教信仰で、1940年代に英国で始まったとされます。以来、ヨーロッパ・カナダ・米国全土に広がりました。大まかにいって古代ケルトとドルイド社会のシンボル・信仰・神々がベースになっています。

### メリット

- ウイッカに触れる
- 自然との結びつきを強める
- 自分のアニマルスピリットガイドを知る

ウイッカの術師は男性と女性の形を取った神を信仰しているのが普通です。多くの神を奉じる信者もいます。信者の多くは日々の生活でスピリットガイドとなるアニマルトーテムを持っています。これはあなたのアニマルトーテムを知るための瞑想です。

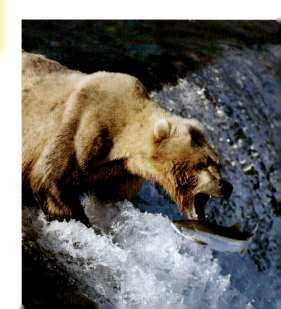

神性とのリンク

## 瞑 想

### 時

この瞑想はスピリットガイドまたはアニマルトーテムを持ちたいと思ったら行います。

### 準備

動物の美しい写真が載った自然に関する本を見つけます。心がひかれる動物をチェックします。1週間のあいだ夢に注意し、特定の動物が現れたら覚えておきます。

### 手順

1 瞑想用スペースでクッションかイスに座ります。目を閉じ、背筋を伸ばします。

2 広い草原にいるところをイメージします。向こうには山々がつらなっています。あなたはそちらへ向けて歩き出します。すると洞窟が口を開けています。入り口にランプが置いてあり、あなたはそれを取りあげて洞窟の中に入ります。ランプが照らしだした内部はあたたかくて乾いています。なにやらこちらに好意を抱いているものの存在を感じ、好奇心を抱いたあなたはさらに洞窟の奥へと足を進めます。

3 何かに出会ったのでランプをかかげるとその姿が見えました。それがあなたのアニマルトーテムです。クマですか、イヌ、それともウサギですか。ウマまたはライオンでしょうか。その動物に話しかけ、次に言葉を返してもらいます。あなたへ伝えたい教えは何か、そのガイダンスを毎日の生活に取りいれるにはどうすればよいかをたずねましょう。もし望むなら自分に関する特定の問題についてアドバイスを求めてもかまいません。

4 アニマルガイドにお礼の意味をこめて頭を下げ、名前をたずねます。アニマルガイドに捧げものをし、お返しにおくりものをもらいましょう。あなたがガイダンスを求める時はいつもそこにいてくれるよう頼んで下さい。もう1度頭を下げてからそこを後にします。借りたランプを洞窟の入り口に返します。戻りたい時はいつでも戻れるようにふり返って洞窟の正確な場所を覚えておきましょう。

瞑想のための手引き

# 神との絆を取りもどす

**かつてはスピリチュアルな生活を送っていたのに手放してしまい、今になって少々途方にくれてどうしてよいかわからなくなっている──そんな場合はこの瞑想が神との絆を取りもどすのに役立ちます。**

## メリット

- スピリチュアルな道を選ぶのに役立つ
- 神との絆を取りもどすのを助ける
- 自分のための時間を取れるようになる

## 瞑 想

### 時

この瞑想はスピリチュアリティとの絆を取りもどしたい時に行います。

### 準備

自分がたどってきたスピリチュアルな道について簡単に書きしるします。

### 手順

1. 瞑想用スペースでクッションかイスに座ります。深呼吸をしてリラックスし、雑念を払います。この瞑想に参加してくれるよう神または高次のパワーに願います。長いあいだ神または高次のパワーから離れた人生を送ってきて、気まずくまたは後ろめたく思っているかもしれません。神は分け隔てなく愛を注ぎすべてに思いやりを持つ存在であること、呼びかければ手を差しのべてもらえることを思いだして下さい。

神性とのリンク

　以前は教会などに属していたのに何らかの理由で離れた人もいるでしょう。司祭や僧侶、教会の誰かと仲たがいをしたせいでしょうか。それとも信じていた宗教の信条や教義が合わなくなったせいでしょうか。時間が経ち、どこから手をつければよいか、どんな道が自分に適切なのかわからなくなっていませんか。ただ神や高次のパワーとの絆を取りもどしたいだけなのに途方に暮れている、そんなあなたはこの瞑想で自分が何をしたいのか整理して下さい。

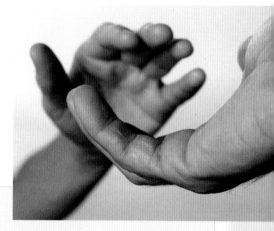

2 神または高次のパワーに向けて自分のスピリチュアルな経歴を読み上げます。次に神と自分との関係を再生してほしいと願います。絆をあらためて構築するにあたって神のガイダンスを求めましょう。静かに座ってガイダンスが下りるのを待ちます。

3 あなたに抵抗がなければ、新しいスピリチュアルな道の選択、または以前の信仰への復帰を助けてくれるよう祈ります。時間をかけて助言が浮かぶまで待ちましょう。静かに座り、コミュニティに戻るという考えにもハートを開きましょう。

4 あなたの人生にふたたび戻ってきてくれたことを神または高次のパワーに感謝して瞑想を終えます。

# 目的のある祈り

目的のある祈りでは神または高次のパワーに何か特定のことがもたらされるよう祈ります。アファーメーションも用いることができます。この形の祈りは癒しをもたらすための強力なツールになります。

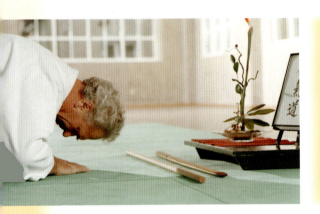

### メリット

- 祈りを捧げて望む対象に集中するのに役立つ
- ヴィジュアライゼーションと自分の意志を役立てられる
- 癒しをうながす

　おそらく私たちにとって一番身近なのは"目的のある祈り"でしょう。これは何か特定のことがもたらされるよう神や高次のパワーに願う祈りです。たとえば大切な人がガンでふせっている時、ガン細胞を取りのぞいて癒してほしいと神に祈るのではないでしょうか。さらにこの過程をヴィジュアライズするのも1つの方法です。

# 瞑 想

## 時

目的のある祈りは、神または高次のパワーに何か特定の結果を祈る時に行います。

## 準備

自分のために何かをもたらしてほしいのか、誰か他の人のためなのかを明確にしておきます。

## 手順

1 瞑想用スペースでクッションかイスに座ります。好みでひざまずいて祈ってもよいでしょう。

2 祈りによって得たいものを思いうかべます。具体的にイメージして下さい。自分の癒しのために祈る時は、神または高次のパワーに健康の回復を祈りましょう。たとえば甲状腺のバランスがくずれている場合、治療が効いて元気を取りもどせるよう祈って下さい。

3 心の底から神に祈りましょう。神の愛と取りなしによって病気が取りのぞかれるさまをヴィジュアライズして下さい。薬が血流にのって届き、ホルモンを調整するとともに弱った甲状腺を活性化させるところをイメージします。

4 この目的のある祈りは、手ごたえが多少なりとも感じられるまで毎日行います。回復の兆しが見られたら神または高次のパワーに恵み深い取りなしを感謝します。

瞑想のための手引き

# 目的のない祈り

目的のない祈りはおまかせの祈りです。神または高次のパワーに祈りますが、特定の結果が起こるよう望んだり目的が達成されるよう願ったりはしません。

### メリット

- 目的のある祈りとはまた別の方法に触れる
- パワフルな祈りの方法を知る
- 心のパワーを知る

## 瞑 想

### 時

目的のない祈りを用いた瞑想はいつでも行えます。

### 準備

祈りのパワーをオープンに人生に受けいれましょう。

### 手順

1. 瞑想用スペースでクッションかイスに座ります。呼吸に集中して5分間瞑想し、精神を落ちつかせて集中させます。

2. 自分自身または誰かなど、祈りによって助けたい相手を心に描きます。解決したい問題を思いうかべます。原因不明の発疹を直したいなどもその一

神性とのリンク

目的のない祈りでは"御心のままに"または"なるようになりますように"と唱え、そのつもりで祈ります。こうすると神の御心にそうことになります。あなたが望む結果をすでに成就したものとイメージしつつ、その結果にどんな過程で到達するかは頭で考えて特定しないようにします。

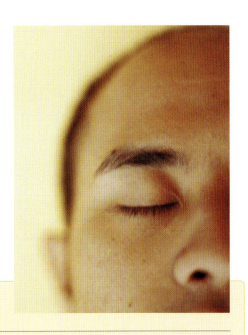

例です。

3 自分やその相手に愛と思いやりの気持ちを向けます。神または高次のパワーの意志のいかんを問わずまかせきり、その意志にそったバランス状態を回復できるよう祈ります。自分がヴィジュアライズし心に描いた特定の結果を願うのではなく、現在のその状況におけるベストな原理・パターン・状況がもたらされるよう祈って下さい。それらが神の意志にそい、すべてにとってよい結果をもたらすものであるよう願いましょう。

4 目的のない祈りは、状態や状況がよくなるまで毎日行います。

瞑想のための手引き

# 神の存在

神がいる手ごたえを感じられず、どうか存在を知らしめて下さいと祈ったことはありませんか。しかしどんな神の像を心に描いていたとしても、神は常に遍在しているのです。

### メリット

- 神はいないという概念を問い直す
- すべての生命は神の一部であるという見方を養う
- 神のエネルギーを実感できる

　神はあなたを支えるエネルギーとして存在します。スピリチュアルな旅はまちがった思いこみをはらう過程だとよくいわれます。現代の大きな迷妄の1つは物質主義、つまり五感で確かめられるものだけが真実だとする考え方です。これは神の実在をあらためて確認するための瞑想です。

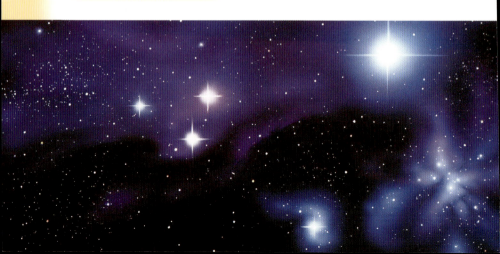

# 瞑 想

## 時

この瞑想は人生の中に神の存在を認めたい時に行います。

## 準備

すべての存在の神聖さについて、自分なりに理解を深めておきます。

## 手順

1. 瞑想用スペースでクッションかイスに座ります。呼吸に集中して5分間瞑想し、精神を集中させてセンタリングします。

2. 神に自分とともにあってほしいと願います。あなたが願うその間も神は絶えずそこにあることに気づきましょう。神はいつもあなたとともにあり、本当は神に呼びかける必要などないのだということについて思いをめぐらせて下さい。ただ神の存在を意識していられるようそばにいてほしいと願います。日常生活では神が自分の中にあることを忘れがちだからです。

3. 神は万物の中におわすことを黙想します。極小のクォークから果てしなく広がる空の高みまで神のエネルギーが世界に命を吹きこんでいます。肉眼では見えませんが、瞑想や行、祈りによって万物の神性な本質がわかってきます。これこそがモーセやイエス・キリスト、ムハンマド、仏陀に明かされた叡知なのだと黙想して下さい。

4. 神の存在を意識することで、あらためて生き生きした人生を送ることを心に誓いましょう。

瞑想のための手引き

# シヴァのダンス

ヒンドゥー教の神、シヴァが踊る宇宙の舞踏が象徴するものを黙想し、宇宙の摂理について理解します。シヴァの創造・維持・破壊のダンスについて思いをめぐらせ、この世が神性きわまりないものであることを学びましょう。

### メリット

- ヒンドゥー教の神、シヴァを知る
- シヴァの特質から学びを得る
- もう役立たないものを捨てるようサポートする

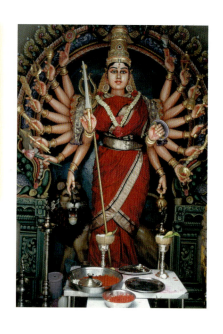

シヴァは火の輪の中で4本の腕をふりあげながら踊る姿で描かれることが多い神です。創造者ブラフマー、維持者ヴィシュヌ、破壊者シヴァからなるヒンドゥー教の三大神の三番目の神がシヴァです。シヴァが破壊するからこそ先へと向かう再生が生じます。古い金属製の作品を鋳溶かして新たな美しい像を造る芸術家と同じです。

# 瞑 想

## 時

この瞑想はもう役立たない抜け殻のような考え方・人間関係・行動を捨てたい時に行って下さい。

## 準備

近くの図書館かインターネットでシヴァの絵や像を見つけます。

## 手順

1. 瞑想用スペースでクッションかイスに座ります。数分間深呼吸し、精神をリラックスさせて集中させます。

2. 火の輪の中で踊るシヴァをヴィジュアライズします。人生は絶えず変化すること、ライフサイクルにおける破壊の重要性を黙想します。シヴァが踊る宇宙の舞踏のように、すべての生命は常に変容していることを忘れないで下さい。すべては変化しつつあり、静止・固定しているものは何もないという概念に肩の力を抜いて身をゆだねます。

3. 過去を思いだし、かつて持っていたものが今や往時の形をとどめていないことを考えます。昔乗っていた車は今スクラップ金属になっています。死や別離によって終わった人間関係を思い起こして下さい。そして新たな人間関係・考え方・状況が人生に入りこんできた記憶をたどって下さい。

4. 自分が捨てるべき何か——考え方・仕事・人間関係・態度などを思いうかべます。シヴァのダンスを黙想して、人生は絶えず変化するものだということを理解し、自分と世界に役立つものを"創造"し"維持"するためにもう用をなさないものを"破壊"するのに役立てましょう。

5. もう自分に役立たないものをすべて手放すさまをヴィジュアライズして瞑想を終えます。

# 人格神と不可思議な真理

ユダヤ教・キリスト教・イスラム教はいずれも人格神という概念を生みだしました。この概念によって、数えきれないほどの信者が人間としてのスピリチュアルな成長を支えられてきました。しかし人格神という考え方は批判や非難を助長し、他人に危害を加えることを正当化するおそれがあります。

## メリット

- 宗教に関わる落とし穴を避けるのに役立つ
- 自分にとっての神の意味を熟考するよううながす
- スピリチュアルな成熟をうながす

上にあげた3つはどれも一神教で、いずれも神を"表現できない実在"のシンボルと見なす信仰を発達させました。これはあなた自身が選んだスピリチュアルな道にそいつつ、神をどうとらえるかをさらに追究するための瞑想です。

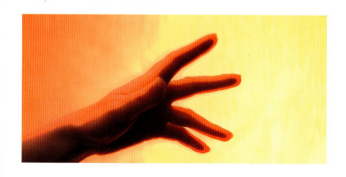

神性とのリンク

# 瞑 想

## 時

この瞑想は神をどう理解するかを追究したい時に行います。

## 準備

自分にとって神が何を意味するか書きだします。

## 手順

1 瞑想用スペースでクッションかイスに座ります。呼吸に集中して5分間瞑想します。

2 自分が神をどう解釈しているかを思いうかべます。無神論者や不可知論者、または仏教やヒンドゥー教を信じている人もいるでしょう。最初に3つあげた一神教、ユダヤ教・キリスト教・イスラム教の教義を実践している人もいるかもしれません。

3 神は不可思議な真理のシンボルですか、それともあなたのような人間的な側面を持つ人格神ですか。自分が、仏教の悟りのような"神に近づく可能性"を秘めていると思いますか。神と自分のあいだには隔たりがあると思いますか。祈ることで神と1つになれると感じますか。人格神を信じていない場合、他の形の高次のパワーを信じていますか、または不可思議な真理についての解釈、あなたなりの神の解釈を持っていますか。

4 神は味方だと感じますか、それとも敵だと思いますか。それは問題だと感じますか。あなたの神は罰しますか。その場合、罰を下すという態度があなたや他の人にとってマイナスになる側面を考えてみましょう。

5 これらの問いについて黙想するセッションを何回かくり返します。神について自分がどう考えるかを十分に探究するようにして下さい。正解はありませんし、まちがった答えもありません。何を考えているのかはっきりわからなくても大丈夫です。この瞑想で大切なのは自分に問いかけ、できるだけ答えることです。

# 用語集

**アヴァローキテーシュヴァラ**　チベット仏教の神で、すべての仏陀の慈愛あふれる性質を体現した存在。

**天照大神（アマテラス）**　日本の太陽神で、神道の最高神。春に作物の種まきが無事にできるよう、日が長くなり始める冬至に特に祭祀が行われる。

**アメノウズメ**　日本の神道の女神で芸事をおさめる。太陽神アマテラスが岩戸にこもった時、半裸で踊りなまめかしい戯れを見せて岩戸から誘いだした。西欧に伝わるバウボーに似ている。

**イザナギ**　日本の神道に登場する神。妹のイザナミとともに日本の国土と神々を生みだした。

**カバラ**　ヘブライ語の"カバラ"という言葉には"受けとる"という意味がある。カバラには神とモーセのやりとりも含まれる。ユダヤ教内の神秘思想で、音節と数のシンボリズムを重要視する。

**観音**　中国仏教のもっとも重要で広く愛されている女性的な菩薩。慈愛の化身とされ、チベットのアヴァローキテーシュヴァラ、日本の観音、チベットの女性の仏陀、タラとも関連づけられる。

**経絡**　"気"すなわち生命エネルギーが循環する体内のエネルギー経路。12の主な経絡にそって2000もの経穴が確認されている。中国の鍼師はこの経穴に鍼を打ってさまざまな病気を治療する。

**経行（きんひん）**　仏教の禅宗で行われる歩く形の瞑想。長時間にわたる坐禅の合間によく行われる。

**座布団**　四角いクッション。瞑想用クッションの下に敷いてくるぶしと膝が固い床に当たらないように保護する。

**シヴァ**　ヒンドゥー教の3大神の破壊者の側面。

**シャクティ**　ヒンドゥー教の神聖な女性エネルギーで、シヴァの配偶者。女神としてとらえられる創造的エネルギー。

**シャヴァアーサナ**　ヨーガの横たわるポーズで、"死体のポーズ"とも呼ばれる。深いリラクゼーションをもたらす。

**スサノオ**　日本の神道の神で海原と嵐をおさめる。気性が荒いことで知られる。太陽神アマテラスの弟。

**スパイダーウーマン**　ネィティブアメリカンのホピ族やナバホ族に伝わる女神。すべてを創造した女性的なパワーとされる。クモの糸の網に万物を抱いているため森羅万象は糸によって結びつけられている。

**タラ**　慈愛の化身である女性の菩薩。特にチベット仏教徒に崇拝されている。この世の者が1人残らず悟りを得られるまで、積極的に悟りを広めるという誓いを立てている。またその時まで必ず女性の姿を取って転生すると発願した。

**ダルウィーシュ**　トルコのイスラム教徒の1派、スーフィー教の信者のこと。旋回ダンスを行って宗教的な恍惚に至り、アッラーとの合一をはかる。

**チャクラ**　サンスクリット語で"輪"を意味する言葉。ヒンドゥー教と仏教ではいずれも体内に7つのチャクラ（微細なエネルギーセンター）の存在を認めている。チャクラは脊椎ぞいにあり、ある種の肉体的な動作やサイキック的・精神的・スピリチュアル的なテクニックを用いると"開く"ことができ、そのエネルギーを解放して利用できる。

**ティンシャ**　シンバル形のとても小さい2枚1組の円盤。打ちあわせて音を出す。仏教では空間によどんだネガティブなエネルギーを一掃したり、瞑想行の始まりと終わりをくぎったりするのにティンシャを使う。

**トングレン**　"与えること、受けとること"という意味。チベット仏教のトングレン行では、他の人の痛みと苦しみを吸いこんで愛と思いやりを吐きだす。行をおこなう者の思いやりを育むとともに利己的なエゴをうち砕く。

**ニルヴァーナ（涅槃）**　サンスクリット語で"滅"または"吹き消す"を意味し、煩悩がなくなった状態をさす。輪廻転生からの解放、寂静の状態。

**ヴィシュヌ**　ヒンドゥー教の3大神の1人で、世界の維持と管理を司る。あらゆる存在の調和をはかる。

**仏陀**　"目ざめた者"という意味。一般的には悟りを得たゴータマ・シッダールタ（釈迦牟尼）を指す。ゴータマ・シッダールタはBC563年に生まれ、信仰としての仏教の創始者でもある。"仏陀"は悟りを得てあらゆる欲望と業を捨て去った者も意味する。

**ブラフマー**　ヒンドゥー教の3大神の1番目の神で創造主。世界の4隅を見つめる4つの頭を持つ姿で描かれることが多い。

**菩薩**　深い慈愛に満ちた存在。すでに悟りを得ているのに衆生を救うために自らの意志で涅槃に入らないでいる。

**マーラー**　仏教の念珠。108個の珠が用いられ、マントラをくり返し唱える際の補助として用いられる。

**マニ**　チベット仏教の有名なマントラ、"オーム・マニ・パドメ・フーム"の短縮形。"見よ！　蓮の中の宝珠よ"という意味。音節の1つひとつが六道の苦しみを浄化するといわれ、"オーム"が高慢を、"マ"が嫉妬を、"ニ"が欲望を、"パ"が愚かさを、"メ"が所有欲を、"フーム"が憎悪を浄化する。

**マンダラ**　円形の図形で、自我や宇宙、神々の住まう世界を表す。

**マントラ**　神聖な単音節または複数の音節がつらなった言葉。瞑想中に何度もくり返すことでネガティブな要素から心を守り、叡知の存在とリンクする。最も有名なマントラの1つが神聖な真言である"オーム"。

**輪廻**　仏教では、通常の生あるものが六道のいずれかに絶えず生まれかわることをさす。輪廻の中にあるうちは苦しみと不満から逃れられない。

# 索引

AA（アルコール中毒者自主治療協会） 194
EMT（アイ・ムーブメント・セラピー） 144

## あ

愛情 225, 262-3
愛と思いやりを育む瞑想 10, 22, 42, 223-75
 "愛情" 225, 262-3
 "愛と執着" 225, 270-1
 "生きものを救う" 224, 238-9
 "恐れと愛" 225, 252-3
 "兄弟姉妹" 224, 244-5
 "四無量心" 224, 236-7
 "親切に応える" 224, 232-3
 "自分自身を愛する" 224, 240-1
 "たがいに結びついていること" 225, 266-7
 "誰もが苦しみを避けたい" 225, 258-9
 "誰もが幸せになりたい" 225, 256-7
 トングレン 10, 224, 226-31
 ハートチャクラ 10, 224, 248-9, 252-3
 "ハートを広げる" 225, 254-5
 "母親と父親" 225, 250-1
 "平和は私から" 224, 246-7
 "奉仕の気持ち" 225, 268-9
 "ホームレス" 225, 264-5
 "菩薩の誓願" 225, 274-5
 "3つの箱" 225, 260-1
 "無限の愛" 225, 272-3
 "無条件の愛" 224, 242-3
 "許し" 224, 234-5
"愛と執着" 225, 270-1
アイ・ムーブメント・セラピー（EMT） 144
アヴィラのテレサ 85
"秋の葉" 93, 104-5
"悪魔を満足させる" 136, 146-7
朝の瞑想 24
脚を組む姿勢 23, 36, 37
"アッシジの聖フランシスコ" 337, 360-1
アマテラス，太陽神 336, 342-3
"アメイジング・グレース" 352
"歩く解決法" 279, 286-7
"歩く禅" 201, 208-9
アルコール依存症 136
 "スピリットが魂を癒す" 137, 194-5
アルコール中毒者自主治療協会（AA） 194

イエス・キリスト　82, 374
　"救い主イエス"　337, 356-7
怒り　22, 137
"生きものを救う"　224, 238-9
イス　27
イスラム神秘思想　337, 364-5
依存症　9, 20, 136
　"悪魔を満足させる"　136, 146-7
"1度に1つ"　93, 124-5
"1日にあいさつを"　49, 78-9
祈り
　"センタリングの祈り"　49, 84-5
　"目的のある祈り"　337, 374-5
　"目的のない祈り"　337, 376-7
"今考えていること"　93, 98-9
"今だけ"　93, 122-3
癒しの瞑想　9-10, 18, 42, 135-97
　"悪魔を満足させる"　136, 146-7
　"インナーチャイルド"　137, 182-3
　"甘露の滝"　136, 150-1
　"がまん強さ"　137, 180-1
　"ケアをする人に"　137, 186-7
　"幸運を祝う"　137, 192-3
　"心の栄養"　137, 178-9
　"最高の親"　137, 184-5
　"49日"　136, 140-1
　"シャヴァアーサナ"
　　25, 137, 166-7
　"手術"　137, 168-9
　"小周天法"　137, 196-7
　"浄化の炎"　136, 138-9
　"スイートドリーム"　136, 142-3
　"スピリットが魂を癒す"
　　137, 194-5
　"スムーズな出産"　137, 156-7
　"対極を抱く"　136, 148-9
　"大木の瞑想"　137, 156-7
　"タッピング"　144-5
　"タラの瞑想"　16, 137, 172-7
　"手を離して前進する"　190-1
　"内笑瞑想"　137, 170-1
　"発声によるヒーリング"
　　137, 158-9
　"ボディスキャン"　136-7, 152-3
　"マンダラを描く"　154-5
　"4つの力"　137, 162-3
　"ヨーニ"　137, 188-9
　"詫び状を書く"　137, 164-5
インスピレーション　44
"インナーチャイルド"　137, 182-3
ヴィジュアライゼーション　9, 10, 16
ウィルソン、ビル　194
"ウイッカ流"　337, 370-1
動く瞑想　10, 42, 199-221
　"歩く禅"　201, 208-9
　"大掃除"　201, 218-19
　"草取り"　201, 206-7
　"悟りのスイミング"　201, 216-17

"太陽礼拝"　201, 214-15
　"ダルウィーシュの旋回舞踏"
　　201, 212-13
　"ダンストランス"　201, 210
　"トレッドミル"　201, 220-1
　"迷路"　201, 202-3
　"ランナーの瞑想"　200-1, 204-5
"宇宙遊泳"　93, 130-1
埋もれた財宝　304, 308-9
エクササイズ, ストレッチ
　23, 24-5, 39
"おいしい瞑想"　93, 108-9
"大掃除"　201, 218-9
"お金と仲直り"　279, 288-9
"恐れと愛"　225, 252-3
落ちつきとセンタリング
　8-9, 42, 47-89, 136
　"1日にあいさつを"　49, 78-9
　"踊る炎"　49, 60-1
　"感情的な思考"　49, 74-5
　"感情の嵐"　49, 88-9
　"9セットの呼吸"　49, 58-9, 259
　"グレゴリオ聖歌"　49, 68-9
　"呼吸を見つめる"　48, 50-1
　"心は今どこに"　49, 64-5
　"散漫な心"　49, 56-7
　"思考という雲"　49, 52-3
　"真言"　49, 66-7
　"センタリングの祈り"　49, 84-5
　"地球に平和を"　49, 86-7
　"チベットの夕日"　49, 80-1
　"花のパワー"　49, 82-3
　"母なる地球"　49, 76-7
　"ヒマラヤのシンギングボウル"
　　49, 70-1
　"広い心"　49, 54-5
　"星を見つめる"　49, 72-3
　"水の流れ"　49, 62-3
踊る炎　49, 60-1
"思いやりある消費"　93, 120-1
音楽　25

## か

"鏡をのぞく"　279, 294-5
"確実な道"　278-9, 284-5
"過去を手放す"　305, 330-1
加護, タラの瞑想による　174-5
カトリック　336, 346-7
悲しみ, 解決されないままの
　20, 136
"カバラの知恵"　337, 362-3
カバラの瞑想　337, 362-3
神　参照→"神性とのリンク"
"神との絆を取りもどす"　337, 372-3
"神の存在"　337, 378-9
"神の恵みの道"　336-7, 352-3
体を動かす　参照→"動く瞑想"
"体を忘れずに"　93, 100-1

考える　15
"感情的な思考"　49, 74-5
"感情に心を配る"　93, 114-15
"感情の嵐"　49, 88-9
"甘露の滝"　136, 150-1
"がまん強さ"　137, 180-1
ガン患者　70
木, "大木の瞑想"　137, 156-7
キーティング, トマス　85
"決めつける態度"　93, 102-3
"9セットの呼吸"　49, 58-9, 259
兄弟姉妹　224, 244-5
キリスト教　336, 346-7, 353-4
　　"センタリングの祈り"　84-5, 352-3
経行(歩く瞑想)　201, 208-9
行
　　先のばし　20
　　瞑想の　35
行を続ける　30-1
"クエーカー流"　336, 348-9
"草取り"　201, 206-7
クッション　26-7, 33, 35
クレジットカードの負債　279, 290-1
"グレゴリオ聖歌"　49, 68-9
"ケアをする人に"　137, 186-7
経済の問題　279, 288-91
経絡　196
"献身"　336, 350-1
ゲイナー, ミッチェル, 医師　70

"幸運を祝う"　137, 192-3
呼吸瞑想法　9, 50, 74
　　"9セットの呼吸"　49, 58-9, 259
　　"トレッドミル"　201, 220-1
　　"トングレン"　226-31
　　"ランナーの瞑想"　200-1, 204-5
"呼吸を見つめる"　48, 50-1
"心の栄養"　137, 178-9
"心は今どこに"　49, 64-5
心を配る生き方　参照→"心を配る瞑想"
心を配る瞑想　9, 19, 42, 91-133, 136
　　"秋の葉"　93, 104-5
　　"1度に1つ"　93, 124-5
　　"今考えていること"　93, 98-9
　　"今だけ"　93, 122-3
　　"宇宙遊泳"　93, 130-1
　　"おいしい瞑想"　93, 108-9
　　"思いやりある消費"　93, 120-1
　　"体を忘れずに"　93, 100-1
　　"感情に心を配る"　93, 114-15
　　"決めつける態度"　93, 102-3
　　"鼓動の中に"　93, 112-13
　　"皿洗い"　93, 116-17
　　"ショッピング"　93, 118-19
　　"熟したフルーツ"　93, 100-11
　　"人生は短い"　93, 132-3
　　"進んで耳を傾ける"　93, 106-7

"その目に映るもの" 93, 126-7
"半分入ったコップ" 93, 94-5
"メディアモニター" 93, 128-9
"モンキーマインド" 93, 96-7
子育て 137, 182-3, 184-5
"鼓動の中に" 93, 112-13
子ども時代の心の傷 9, 20

## さ

"最高の親" 137, 184-5
祭壇 33-4
 旅行 35
"先のばし" 305, 320-1
"悟りのスイミング" 201, 216-17
"皿洗い" 93, 116-17
"散漫な心" 49, 56-7
座姿勢 23, 36-7
 イス 27
 クッション 26-7, 33, 35
 七法の姿勢 36, 37, 39
 背中を支える 27, 39
座布団 27
死 93, 13203, 136, 140-1
師
 スピリチュアルな 337, 366-7
 瞑想の 14
"シヴァのダンス" 337, 380-1
"思考という雲" 49, 52-3
"49日" 136, 140-1

姿勢 23, 36-7, 39
 参照→"座姿勢","ヨーガ"
"四諦" 337, 358-9
死体のポーズ（シャヴァアーサナ）
 25, 166-8
七法の姿勢 36, 37
嫉妬 137, 192-3
"四方" 336, 338-9
"四無量心" 224, 236-7
"シャヴァアーサナ" 137
"借金を返す" 279, 290-1
集中 14-15
"手術" 137, 168-9
出産 137, 160-1
"小周天法" 137, 196-7
照明 33
食材の瞑想
 "おいしい瞑想" 93, 108-9
 心の栄養 178-9
 "熟したフルーツ" 93, 110-11
食事 参照→"食材"
"ショッピング" 93, 118-19
ショール 28
シンギングボウル 29
 ヒマラヤのシンギングボウル
 49, 70-1
"真言" 49, 66-7
神聖とのリンク 11, 42, 335-83
 "アッシジの聖フランシスコ" 33,

"天照大神" 336, 342-3
"ウイッカ流" 337, 370-1
"カバラの知恵" 337, 362-3
"神との絆を取りもどす"
　337, 372-3
"神の存在" 337, 378-9
"神の恵みの道" 336-7, 352-3
"クエーカー流" 336, 348-9
"献身" 336, 350-1
"シヴァのダンス" 337, 380-1
"四諦" 337, 358-9
"四方" 336, 338-9
"人格神と不可思議な真理"
　337, 382-3
"救い主イエス" 337, 356-7
"スパイダーウーマン" 336, 340-1
"スピリチュアルな師" 337, 366-7
"スーフィー流" 337, 364-5
"聖なる女性" 337, 354-5
"道教" 368-9
"仏性" 336, 344-5
"目的のある祈り" 337, 374-5
"目的のない祈り" 337, 376-7
"ロザリオの祈り" 336, 346-7
神聖な空間 32-5
"親切に応える" 224, 232-3
心配とタラの瞑想 172-3
自己嫌悪 240-1
"自分自身を愛する" 224, 240-1

十字架の聖ヨハネ 85
"熟したフルーツ" 93, 110-11
準備 22-5
"浄化の炎" 136, 138-9
人格神と不可思議な真理 337, 382-3
"人生は短い" 93, 132-3
スイセン 82
"スイートドリーム" 136, 142-3
"進んで耳を傾ける" 93, 106-7
ストレスの緩和 136, 144-5, 148-9
ストレッチエクササイズ 23, 24-5, 39
"スパイダーウーマン" 336, 340-1
スピリチュアリティ 21
"スピリチュアルな決断" 305, 322-3
"スピリチュアルな師" 337, 366-7
"スピリットが魂を癒す" 137, 194-5
"スピリットハウス" 305, 316-17
"スーフィー流" 337, 364-5
"すべてにとって一番よい状態"
　304, 306-7
スポーツ選手 200
スミレ 82
"スムーズな出産" 137, 160-1
スローフード運動 110
性的虐待 137, 188-9
"聖なる女性" 337, 354-5
聖母マリア 82, 346
"責任" 279, 300-1
背中の支え 27, 39

旋回する瞑想　201, 212-13
"センタリングの祈り"　49, 84-5
禅宗, 経行（歩く瞑想）　201, 208
"ソウルメイト"　305, 314-15
"ソウルワーク"　304, 310-11
その目に映るもの　93, 126-7

## た

太極拳　200, 368
"対極を抱く"　136, 148-9
体験　17
態度　93, 102-3
"大木の瞑想"　137, 156-7
タイマー　29, 33
"太陽礼拝"　201, 214-15
"たがいに結びついていること"
　　225, 266-7
"助けを求める"　279, 296-7
"タッピング"　144-5
タラの瞑想　10, 16, 137, 172-7
"ダルウィーシュの旋回舞踏"
　　201, 212-13
"誰もが苦しみを避けたい"
　　225, 258-9
"誰もが幸せになりたい"　225, 256-7
ダンストランス　201, 210
"地球に平和を"　49, 86-7
"チベットの夕日"　49, 80-1
チベット仏教
生まれかわり　140
"四方"　338-9
"四無量心"　224, 236-7
タラの瞑想　10, 16, 137, 172-7
トングレン　10, 224, 226-31
チャージ音　68
注意欠陥障害　19
"次のステップ"　305, 326-7
ティンシャ　29, 33
手の位置　37
"手放しても大丈夫"　279, 282-3
"手を離して前進する"190-1
転生　140-1
ディスチャージ音　68
"土地のスピリット"　304, 312-13
トマティス, アルフレッド　68
"トレッドミル"　201, 220-1
トングレン瞑想　10, 224, 226-31
動機　17
"道教"　368-9
道教の瞑想
　"小周天法"　137, 196-7
　"内笑瞑想"　137, 170-1
動物,"生きものを救う"　224, 238-9

## な

"内笑瞑想"　137, 170-1
ニュートン, ジョン　352
人間関係　20

"愛と執着" 270-1
"手を離して前進する" 190-1
"無条件の愛" 224, 242-3
妊娠 137, 160-1
"ネガティブシンキング" 279, 298-9
ネガティブな環境のためのトンレン瞑想 230-1
ネガティブな習慣 136
　"草取り" 201, 206-7
　"浄化の炎" 136, 138-9
ネガティブなふるまい
　"大掃除" 201, 218-19
　"4つの力" 137, 162-3
　"詫び状を書く" 137, 164-5
眠れない 136, 142-3
念珠 28-9, 33, 67

## は

"発声によるヒーリング" 137, 158-9
発声による瞑想 137, 158-9
ハートチャクラの瞑想
　10, 224, 248-9, 252-3
"ハートを広げる" 225, 254-5
"花のパワー" 49, 82-3
"母親と父親" 225, 250-1
"母なる地球" 49, 76-7
"半分入ったコップ" 93, 94-5
否定を乗りこえる 294-5

"ヒマラヤのシンギングボウル"
　49, 70-1
肥満と"心の栄養" 137, 178-9
"広い心" 49, 54-5
"飛躍" 305, 318-19
ヒンドゥー教, "シヴァのダンス"
　337, 380-1
"ピンチはチャンス" 278, 280-1
フォックス, ジョージ 348
服装 28
2つに1つという考え方 136, 148-9
仏教
　経行（歩く瞑想）201, 208
　"四諦" 337, 358-9
　念珠 29
　"菩薩の誓願" 225, 274-5
　参照→"チベット仏教"
仏性 336, 344-5
仏陀 9, 48, 344
"平和は私から" 224, 246-7
部屋の掃除 32-3
変化 22
ベル 29, 33
ペニントン, バジル 85
ペルセフォネ 82
"奉仕の気持ち" 225, 268-9
"星を見つめる" 49, 72-3
"ホームレス" 225, 264-5
"菩薩の誓願" 225, 274-5
"ボディスキャン" 136-7, 152-3

## ま

マイナスイオン 62
毎日の行 31
マット 27
マーラー(仏教の念珠) 67
マルチタスク方式 124
"マンダラを描く" 154-5
マントラ詠唱 48, 66-7
"水の流れ" 49, 62-3
『未知の雲』 85
"3つの壺"の話 22
"3つの箱" 225, 260-1
"無限の愛" 225, 272-3
"無条件の愛" 224, 242-3
ムハンマド, 預言者 82
目 37, 38
瞑想
 準備 22-5
 テクニック 14-17
 必要なもの 26
 瞑想とは 12-14
 瞑想をするわけ 18-21
"迷路" 200, 202-3
"メディアモニター" 93, 128-9
メニンガー, ウィリアム 85
毛布 28
"目的のある祈り" 337, 374-5
"目的のない祈り" 337, 376-7

"モンキーマインド" 93, 96-7
問題解決のための瞑想
 10, 42, 277-301
 "歩く解決法" 279, 286-7
 "お金と仲直り" 279, 288-9
 "鏡をのぞく" 279, 294-5
 "確実な道" 278-9, 284-5
 "借金を返す" 279, 290-1
 "責任" 279, 300-1
 "助けを求める" 279, 296-7
 "手放しても大丈夫" 279, 282-3
 "ネガティブシンキング"
  279, 298-9
 "ピンチはチャンス" 278, 280-1
 "ワーカホリック" 279, 292-3

## や

ユダヤ神秘主義思想 337, 362-3
ゆったりした服装 28
夢 参照→"夢をかなえる"
"夢の地図" 305, 324-5
夢をかなえる 10-11, 42, 303-33
 "埋もれた財宝" 304, 308-9
 "過去を手放す" 305, 330-1
 "先のばし" 305, 320-1
 "スピリチュアルな決断"
  305, 322-3
 "スピリットハウス" 305, 316-17
 "すべてにとって一番よい状態"

304, 306-7
"ソウルメイト"　305, 314-15
"ソウルワーク"　304, 310-11
"次のステップ"　305, 326-7
"土地のスピリット"　304, 312-13
"飛躍"　305, 318-9
"夢の地図"　305, 324-5
"喜びをガイドに"　305, 328-9
"旅行者"　305, 332-3
"許し"　224, 234-5
ユング, カール　194
ヨーガ
　死体のポーズ（シャヴァアーサナ）
　　25, 166-8
"太陽礼拝"　201, 214-15
ヨーガ用マット　27, 33
抑うつ　10
"4つの力"　137, 162-3
ヨーニ　137, 188-9
夜の瞑想　24
"喜びをガイドに"　305, 328-9

## ら

"ランナーの瞑想"　200-1, 204-5
"旅行者"　305, 332-3
旅行に携帯する祭壇　35
リラクゼーションのエクササイズ　24
倫理的な決断　278-9, 284-5
ルーミー（神秘思想家詩人）
　　201, 212-13
老子　368
六波羅蜜　274
"ロザリオの祈り"　336, 346-7

## わ

ワカンタンカ　79
"詫び状を書く"　137, 164-5

# ACKNOWLEDGEMENTS

**AKG, London**/Jean-Louis Nou 174. **Bridgeman Art Library, London/New York**/British Museum, London, UK 362. **Corbis UK Ltd**/98, 158, 288, 300, 382; /Alen Macweeney 154; /Ariel Skelley 206; /Arte & Immagini srl 356; /Bob Krist 286; /Charles & Josette Lenars 188; /Christie's Images 354; /David Martinez 209; /Elio Ciol 360; /Franco Vogt 144; /Jose Luis Pelaez 352; /Justin Hutchinson 117; /L. Clarke 170; /NASA 131; /Owen Franken 366; /Richard Cummins 350; /Roy McMahon 84; /Ted Streshinsky 380; /Tom Stewart 124; /W. Wayne Lockwood, M.D. 319; /Yoshitoshi 343. **Eye Ubiquitous** 316. **Getty Images** 38-39, 112, 147, 161, 182, 187, 205, 218, 232, 234, 236, 242, 252, 258, 280, 282, 292, 294, 326, 338, 378; /Adastra 308;/Peter Adams 312; /Daniel Allan 320; /Ty Allison 268; /Paul & Lindamarie Ambrose 88; /Ross Anania 290; /Jim Arbogast 254; /David Ash 330; /Martin Barraud 8; /Nancy Brown 250; /Buccina Studios 32; /Burke/Triolo Productions 162; /Paul S Conrath 102; /Neil Emmerson 118; /David Epperson 9; /Andrew Errington 128; /Grant Faint 212; /Adam Friedberg 231; /Todd Gipstein 97; /Tim Hall 12; /Jason Hawkes 202; /Gavin Hellier 264; /Hisham F Ibrahim 68-69; /Gavriel Jecan 226; /Michael Krasowitz 192; /John Lamb 217; /Sanna Lindberg 18; /Ghislain & Marie David de Lossy 86; /Manchan 240; /Ebby May 374; /Patti McConville 180; /Ian Mckinnell 72; /Rob Meinychuk 107; /George F Mobley 239; /Jen Petreshock 314; /Jurgen Reisch 260; /Rick Rusing 150; /David Sacks 256; /Ellen Schuster 74; /Stephen Simpson 220; /Jeff Spielman 285; /Szczepaniak 94; /Mequmi Takamura 28; /Alan Thornton 149; /Andrew Bret Wallis 140; /Jeremy Woodhouse 132-133. **Octopus Publishing Group Limited** 2, 4, 6-7, 11, 15, 16, 20-21, 26, 27, 30-31, 33, 34-35, 36 Top, 36 Bottom, 40-41, 43, 51, 52-53, 54, 56, 61, 63, 64, 66, 70, 76-77, 78, 79, 82, 100, 104-105, 108, 111, 114-115, 120, 122, 127, 139, 143, 152, 156, 164, 166, 169, 178, 184, 190, 194-195, 198, 200, 210, 214, 222, 224, 228, 249, 262, 266, 271, 272, 274, 276, 278, 296, 299, 302, 304, 307, 310, 322, 324, 328, 332, 334, 336, 341, 344, 347, 358, 364, 368, 370, 373, 377; /Walter Gardiner 23; /Ian Parsons 1, 14, 29, 58, 348; /Peter Pugh-Cook 244; /Ian Wallace 25, 246. **Science Photo Library**/Garion Hutchings 196. **The Picture Desk Ltd**/The Art Archive/Private Collection Paris/Dagli Orti 176.

ガイアブックスは
地球(ガイア)の自然環境を守ると同時に
心と身体の自然を保つべく
"ナチュラルライフ"を提唱していきます。

著 者：**マドンナ・ゴーディング**（Madonna Gauding）
15年以上にわたって仏教研究に取り組むほか、太極拳や気功にも精通している。特にチベット仏教や東洋医学に造詣が深い。著書に『マンダラバイブル』『シンボルの謎バイブル』『ワンランクアップシリーズ 実践 瞑想』(いずれもガイアブックス) など。

翻訳者：**鈴木 宏子**（すずき ひろこ）
東北学院大学文学部英文学科卒業。訳書に『レイキと瞑想』『感情を癒すレイキ』『サウンドヒーリング』『夢バイブル』『エンジェルバイブル』『プロフェッショナルハーブ療法』(いずれもガイアブックス) など多数。

The Meditation Bible
## 新装 瞑想バイブル

発　　　行　2017年4月1日
発 行 者　吉田　初音
発 行 所　株式会社 ガイアブックス
　　　　　〒107-0052 東京都港区赤坂1丁目1番地 細川ビル2F
　　　　　TEL.03(3585)2214　FAX.03(3585)1090
　　　　　http://www.gaiajapan.co.jp

Copyright GAIABOOKS INC. JAPAN2017
ISBN978-4-88282-976-8 C0077

落丁本・乱丁本はお取り替えいたします。
本書を許可なく複製することは、かたくお断わりします。
Printed in China

## ガイアブックスの本

### マンダラバイブル
ストレスや虚無感から
自分自身を取り戻す

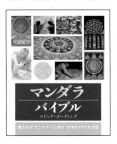

著者：マドンナ・ゴーディング
訳者：石井礼子
本体価格2,200円

マンダラの起源や意味を解説するとともに、心の健康と幸福を促すためのマンダラ活用法を示す実践ガイド。マンダラ塗り絵40点収録。マンダラに関わるすべてを網羅している。

### シンボルの謎バイブル
シンボルの起源と歴史、意味に
ついて読み解くガイドブック

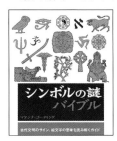

著者：マドンナ・ゴーディング
訳者：乙須敏紀
本体価格2,400円

世界各地の500以上のシンボルの背後に隠されている神秘的な力、深遠な知の体系を本書は明らかにする。すべてのシンボル、サインの奥に潜む深く広い意味の世界を明らかにする本書は、古代文明の謎、芸術、神話、呪術、歴史を読解できる。

First published in Great Britain in 2005 and reprinted in 2009 by Godsfield Press,
a division of Octopus Publishing Group Ltd,
Carmelite House, 50 Victoria Embankment, London EC4Y 0DZ

Copyright (C) Octopus Publishing Group 2005, 2009
Text copyright (C) Madonna Gauding 2005, 2009
All rights reserved.